U0305210

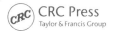

CRC Press
Taylor & Francis Group

精益管理界诺贝尔奖 ——"新乡奖"获奖作品

美系精益医疗
之化验室案例

[美]查理·普罗兹曼　　[美]乔治·梅泽尔　　[美]乔伊斯·克尔察尔　著
Charles Protzman　　George Mayzell, MD　　Joyce Kerpchar

任晖 译
陈莉

LEVERAGING LEAN IN MEDICAL LABORATORIES

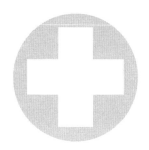

人民东方出版传媒
People's Oriental Publishing & Media

东方出版社
The Oriental Press

目　录

I

推荐序一

　　2001 年，受学校任命组建清华大学工业工程系，学校邀请美国工程院院士萨文迪教授担任首届系主任，我跟他共事十年。萨文迪教授提及他的博士指导小组成员之一是与泰勒同时代的美国工业工程学科的奠基人吉尔布雷斯夫人。起源于美国的工业工程被称为培养效率专家的学科，工业工程学科也是美国福特汽车公司大规模生产方式的理论源泉。2008 年，"精益"一词的发明人詹姆斯·P. 沃麦克到清华访问并做演讲，谈及精益生产起源于日本丰田汽车公司的现场实践，在丰田被称为"丰田生产方式"。"丰田生产方式"的发明人丰田公司的工业工程师、副总裁大野耐一先生在他所著的《丰田生产方式》一书中写道："不妨说'丰田生产方式'就是丰田式工业工程。因此不论是大规模生产方式（福特生产方式），还是精益生产（丰田生产方式），实际上都是以工业工程理论为基础，有效组织和管理汽车制造厂的最佳应用实践。"

　　"丰田生产方式"在 20 世纪 70 年代引起全球关注，原因就是人们发现，在石油危机后经济低速增长的环境下，丰田汽车公司的业绩亮眼，具有更强的抗萧条能力。1985 年，美国麻省理工大学用了五年时间，深入丰田汽车公司进行研究，并同时对 90 多家汽车厂进行对比分析，于 1992 年由沃麦克领衔撰写了《改变世界的机器》一书，书中首次将"丰田生产方式"定名为"精益生产"。四年之后，续篇《精益思想》出版，进一步从理论高度归纳了精益生产中所包含的新的管理思维，并将精益生产扩大到制造业以外的所有领域，尤其是服务业。精益生产方法外延到企业活动的各个方面，不再局限于生产领域，从而促使管理人员重新思考企业流程，消灭浪费，创造价值。

精益思想最成功的应用领域是制造业，今天，几乎没有大中型制造企业是不运用精益思想或者实施精益生产的，精益生产已被证明对制造企业竞争力提升发挥了重要作用。进入二十世纪，面对医疗成本的日益增长，精益思想越来越成为很多国家提升医疗效率和质量、降低医疗成本的选择，越来越多的医院运用精益思想改进他们的医疗运营。中国正处在深化医改的时代背景下，精益医疗会对中国医疗服务改革以及建立现代医院管理制度提供有益的新思路。

本次出版的一套六本书都是有关精益医疗的，曾荣获"精益管理界"的诺贝尔奖：新乡奖。第一本《美系精益医疗大全》全面介绍精益医疗概念，系列中的其他五本则分别关注医疗的一个特定领域，介绍在这些领域中如何通过实施精益，取得重要的流程和质量改善。书中有大量精益医疗的实践描述，以及案例研究和经验教训。本套书既详细介绍了精益理念、精益工具和精益方法论，也针对不同的医疗实践领域介绍了多样化的精益改善活动，示范如何运用精益的工具和理念实现对医疗流程和质量的持续改善。同时，也为读者提供了一个可以复制或者修改后运用在自己组织机构中的实践范本。

精益思想充满活力和生命力，精益医疗、精益服务、精益开发、精益创业等新的应用领域层出不穷。这套书体现了精益思想在医疗行业的最新理论方法和最佳实践，对医疗管理的实践者和研究者都是十分有价值的。我郑重地推荐给读者。

郑力，2019 年 9 月于清华园

推荐序二

首先，本书三位作者的合理组合，奠定了为读者提供丰富精神食粮的基本前提。查理·普罗兹曼是一位有20多年的从业经验的精益管理专家，并在职业生涯后期致力于精益管理在医院中的应用转化；乔治·梅泽尔既是一位出色的医疗专家，也是多项先进医疗管理工作的推进者，在工作中逐步融合了精益管理思维和方法，是精益医疗的实践者和倡导者；乔伊斯·克尔察尔是一位高级医疗管理专家，在20多年医疗管理经验的基础上，开展了多年的精益和六西格玛管理的顾问工作。三位作者从各自不同角度为本套书提供了丰富的素材，无论翻阅到哪一章节，读者都能够感受到理论与实践相结合的实用气息。这部著作巧妙地将精益管理从最早的丰田汽车生产管理模式逐步延伸到在美国制造企业的普遍应用，并进一步转移和融入到医院管理的各种情境当中，不仅探索了精益管理国际化的现实成功案例，且比较巧妙地实证了跨行业（从制造业到医疗行业）实施精益管理的可行性和现实性。

本套书的结构安排十分值得玩味。书中主要是从精益概述和精益方法工具两方面做了安排，并没有直接或重点切入精益医疗这个主题，而是在系统阐述精益管理故事的过程中，技巧性地对精益医院管理内容做了融入性安排，产生了潜移默化的效果。深入阅读后可以发现，第一本书《美系精益医疗大全》

中第一部分不仅对精益概念和精益历史做了介绍，更有价值的是做了两方面延伸内容的分析，一是对批量生产与精益生产在思维方式、价值流动特点方面做了对比；二是探讨了精益生产方式是否可以被应用到医院管理这个核心问题上，在从不同视角运用多个示例进行分析的基础上，给出了合理结论：结论一，某种意义上，医院和制造业大致相同，需要通过均衡化、一个流或者更小批量的方式，为患者提供更高效的医疗服务；结论二，虽然仍然面临一些挑战，但是精益管理适用于医疗管理环境，医疗管理应该朝着准时化、均衡化、自働化等精益的方向来构建高水平的医疗服务体系，并应持之以恒地通过改善消除各种浪费，以向社会和患者（客户）提供更满意的服务。

　　本套书有一个明显超越很多精益生产或精益管理作品之处，就是重点强调了精益与变革管理的关系，本质上揭示了世界范围内众多企业和医院实施精益管理成功与失败的根本原因——精益从根本上是组织变革，既要解决事的问题，也要解决人的问题，而且人与事要有机结合。原因在于：精益的实现必然与组织变革伴生，需要通过组织和制度变革产生精益推动力和保障力，进而使组织和制度系统不断从精益能力创建过程中获得变革的导向和动力。因此，我本人十分认同作者的观点，即精益的成功不仅需要组织中成员的执行力和改善力，尤为重要的是组织成员应当优先从管理层获得决策力、战略定力和精益领导力。

　　书中的精益基础部分，设计了实现精益的 BASICS 方法论。该方法论在某种意义是整合了 ECRS、PDCA、DMAIC 等经典的工业工程理论和方法的结果，形成了一个比较有一般借鉴意义的实施模型，并按照 B、A、S、I、C、S 的顺序递进完成了后续内容，比较系统地呈现了作者们对精益管理实现过程的内心思考和演绎逻辑。书中除了集中对精益方法和精益工具做了大量阐述，还用了较大篇幅并借助精益在医疗系统中的应用实例，深入探索人与精益的复杂关系问题，包括对高级管理者、部门经理、业务主管，乃至一般员工与精益实现的相互影响关系的分析。这部分内容与前面提及的变革管理遥相呼应，反映了社会学、心理学、行为学等与精益方法、工具使用的内在关系，突显出作者在精益实践中识别问题的深度。个人认为，这部分内容恰恰是本套书的与众不同之处，也是本套书所呈现出来的更具价值的内容。总体而言，本套书内容不仅为企业和医院管理者推行精益管理提供了极具价值的经验、建议和方法指导，也为这些管理者提出了善意警示：再好的理念和方法都需要落实到人的行为改进和组织变革中，并固化到组织文化中。

我国的医院管理与美国、日本和西欧发达国家，都存在显著不同，客观讲，我国的医疗效率是比较高的，但是我国医院，尤其是公立医院的资源浪费是巨大的。我国当前的主流医疗管理仍然是专家型管理模式。这种模式不断强调技术、设备的先进性，却难以使技术和设备应有的效能得到有效发挥，因此难以解决社会（人民群众）对高质量和高效率医疗服务需求与医疗服务供给能力不足之间的突出矛盾问题，这种矛盾问题在中心城市医院显得尤为突出。毋庸置疑，很多医院试图通过增加医护工作者负担的方式来解决问题，这不仅造成医护工作者工作负荷过大、心理压力过大和离职率高等现实问题，而且难以有效消除不断激化的医患矛盾。医院更应该通过建立精益管理的系统性理念，运用有效消除医疗资源浪费的科学工作方法，优化医疗服务的流程和体系，建立起富有价值创新导向的内生机制来解决问题。显然，医疗管理部门和医院高层管理者有责任探索更加科学的方式和方法来化解这些矛盾问题，社会相关组织和服务机构也有义务推动医院开展精益管理创新活动。排除人口和文化特性的差异，书中阐述的一般性精益理念和方法，对我国的医院推行精益管理确实有很好的借鉴意义。如果细细品味，很多实例已经直接或间接地为医疗管理当局和医院管理者提供了打开精益之门的钥匙。如同制造业实施先进制造管理模式变革一样，精益管理也是医院转型升级的必由之路，改进质量、提高效率并活化人的价值，是精益的本质属性。精益医疗管理已经在我国的部分地区率先取得了良好示范性成果，比如天津泰达心血管医院、台州（恩泽）医院、广东省中医院等，而且精益医疗正在长三角、珠三角地区悄然兴起。可以预期，精益医疗将很快会在中华大地得到广泛普及。

我们在学习、应用和推广精益医疗管理方式的过程中，无论是医院管理者，还是精益管理咨询专家，在汲取本套书中丰富营养的同时，建议大家还要注重基础精益方法和工具以外的一些重要内容，比如我们的国情和地域文化差异、精益变革或改善的基点、精益方法背后的基础理论和方法，也包含日益兴起的信息技术和智能技术对精益的作用等。很重要的是，在我国推行精益医院管理或精益医疗管理，需要结合自身情况构建与之相适应的方法论，而且这一方法论本身也应该是权变的，因为任何两家医院都是不完全相同的。

很荣幸受邀为本套书做序，在阅读和学习本套书的内容时，书中的一些观点、策略、方法与我本人的思想不断产生碰撞和交融，使我对东西方组织精益管理的异同有了更深刻的理解，对思考和解决我国企业和医院中的问题提供了一些启示，受益颇多。

受知识、阅历和能力的限制，本人很难将本套书的优点、亮点一一列举和准确表达出来，所提出的一些观点未必准确，不足之处，敬请谅解。希望借此机会与关注和推进精益管理的诸君共勉！

工业工程与精益管理专家
天津大学教授刘洪伟

推荐序三

　　随着医改的进一步推进，医院管理面临前所未有的挑战。药品零加成、耗材零加成、按病种付费，以及三级公立医院绩效考核体系的建立，无一不意味着新挑战与新机遇。患者来到医院既有医疗需求，也有服务需求，医疗安全质量需要不断提高，科室建设与人才培养面临压力，医院运营效率也需要提高，到处都有问题需要解决。如何系统性地解决医院管理过程中出现的各种问题，并构建一套行之有效的管理体系，从而增强医院的竞争力，是亟待解决的问题。

　　精益管理思想，正是一套系统性的管理方法，帮助医院不断消除工作中的各种浪费，解决实际问题。我们看到患者排队等待时间减少，非计划拔管率下降，配药内差减少，出院流程加快，急临医嘱准时，手术室利用效率提升，内镜中心与B超效率提升，药库周转天数下降等等。在解决一个个具体问题的过程中，精益实践者对于工作的理解加深，解决了具体问题，更重要的是掌握了科学解决问题的能力，逐渐形成持续改善的文化。

　　精益虽然起源于日本丰田汽车，但是精益在医疗行业的大部分先行者都来自美国。美国医疗行业也面临着极大的挑战（譬如高额的医疗成本），有一些医院开始在困境中寻求破局之路。很多医院也选择了精益，例如美国西雅图市的弗吉尼亚梅森医院是个典型样板，一个体现了美国医疗行业诸多弊端的样板，这些弊端在当今的美国医疗界依然存在，而且屡见不鲜。"梅森医院在艰难的情况下选择了精益，经过十多年的努力，历经磨难，实现凤凰涅槃，成为医疗行业的标杆。"（《医改传奇——从经典到精益》，人民军医出版社，2014）"位于威斯康星州的泰德康医疗中心也同样在一把手的带领下，从2005年开始通过系统性地实施精益医疗，在5年时间里，实现了医疗质量提高，患者满意度提高，同时利润上升的瞩目成绩。"（《精益医疗》，机械工业出版社）精益医疗也逐渐在美国医疗系统被广泛接受，包括麻省总院、约翰·霍普金斯、哈佛附属妇女儿童医院、梅奥诊所、密歇根大学医院等顶级医院也开始通过实施精益来提高医疗质量安全、提高运营效率以及提高患者满意度。

精益医疗在中国的实践才刚起步不久，最早是GE医疗开始在医院开展六西格玛绿带和黑带的培训、认证，在局部开展六西格玛的改善项目。但是局部的改善很难见到系统性的成效。2012年开始，在美国UL公司（Underwriter Laboratories Inc.）、精益企业中国（Lean Enterprise China，LEC）等咨询和研究机构的带领下，有一些大型的公立三甲医院开始系统性地实施精益变革。如浙江省台州医院，在"新乡奖"卓越运营模型的基础上，从愿景使命价值观开始，通过战略展开体系和A3问题解决，建立了结合自身实际的精益管理系统。经过十几年坚持不懈的努力，浙江省台州医院成功实现了精益转型，并在2019年获得中国质量协会的"全国质量奖"，成为医疗行业第一家获此殊荣的组织，成为中国医院卓越运营的典范。其他例如，广东省中医院、南方医科大学深圳医院、宝安中医院（集团）、广州中医药大学深圳医院、东莞市儿童医院等也结合自身实际在坚持着精益实践。精益医疗的星星之火已经开始燎原，精益企业中国的精益医疗绿带培训项目已经开展了9期培训，在几十家医院培养了超过300名经过精益医疗绿带课程培训和认证的医护人员，成为精益医疗的先行者。从诸多医院的实践中，我们可以看到，精益医疗不只是可能，而是必然。

虽然早些年已经有介绍精益医疗的书籍在国内翻译出版，包括前面提到的《医改传奇》《精益医疗》等。但是这套书更为系统地介绍了精益的起源，并结合医院的实际案例介绍了在医院实施精益问题解决的 BASICS 模型：基线—评估—建议方案—实施—检查—维持。这个模型基于我们耳熟能详的 PDSA 循环，实质上是科学的逻辑基础。本套书给我们在医院实施精益变革提供了一个逻辑框架，同时以翔实的案例和通俗的解释介绍了实施精益变革过程中可能会用到的各种精益工具。本套书获得了 2013 年新乡大奖。本书作者查理先生有在医院实践精益的丰富经验（译者任晖先生也来自丰田，具有丰富的精益实践经验），将这些来自生产领域的工具"翻译"成为医护人员更容易理解和接受的语言。

实践和研究都一致表明，仅在局部实施精益或者改善，不仅不能实现系统改善，也不能很好地维持。在医院实施精益是艰难的组织变革，需要系统的变革管理和专业咨询顾问的支持，更需要一把手的亲自参与以及其他机关部门的支持，最终实现组织文化的转变，建立一个持续改进的组织。正如书中提到的：精益是要致力于建设精益文化，而不仅是精益工具的应用。

我很希望看到更多的医院加入到精益实践中来，共同在艰难的环境下摸索出一条适合我们中国实际情况的精益医疗实践之路，为健康中国添砖加瓦。

精益企业中国（LEC）

精益医疗总监罗伟

译者序

　　本套著作覆盖了丰富的精益医疗理论和实践案例，通过精益文化变革，让医疗流动起来，传递以人为本，让患者和医者快乐的理念。期待此套著作能够帮助中国医院建立以人为本、赋能传承的医院精益管理系统——鼓励医护员工敢于暴露问题，持续参加精益改善。

　　我曾经是传统的精益实践者，长期专注于丰田模式的实践，在精益方法论的实施与创新中摸索出"适合丰田体系外的精益套路——培育精益领导力"。几年前，我转型为非传统服务业的精益实践者。为此，我对中国医院现状和实施精益医疗的必要性，略谈个人感悟。

　　我曾经陪同年迈的母亲去某代谢病门诊挂号、诊断、取药，足足花费了3个小时，当时我在内心揣摩：除了运用精益简化门诊流程，如果均衡化安排患者预约门诊时间，减小患者批量，可以缩短门诊等待时间。还有一次，父亲住院两周后，出院前一天，做一个核磁检查，在放射科等待了近2.5小时，事后住院部护士长神秘地告诉我："这是凭借个人关系找到放射科，给您的父亲插队，您应该知足吧？"我一脸苦笑。如果实施住院部模型，关注患者的价值，提前计划患者的出院时间和每日医疗活动，打破部门之间的壁垒，建立住院部与辅助服务部门（例如放射科）的信息流，创造单例患者流，实施这个住院部模型，患者一定会快乐吧！

当前，中国一些医院开始尝试导入精益，大多数医院从 5S 和 QCC 品管圈入手，做一些点改善项目，我们称之为碎片化应用精益工具，没有建立长远精益战略和规划、没有建立领导力的管理职责和绩效牵引的机制，用以打造循序渐进的全员参与的精益推进体制和培育精益人才的精益系统，难以维持和巩固。由此，这些点改善项目经常是不了了之，没有与医院中长期的绩效发展和人才培育的目标，建立链接和长效机制。

2019 年初《国务院办公厅关于加强三级公立医院绩效考核工作的意见》的总体要求中提出的基本原则是：三级公立医院坚持公益性导向，提高医疗服务效率。以满足人民群众健康需求为出发点和立足点，服务深化医药卫生体制改革全局。三级公立医院绩效考核指标体系由医疗质量、运营效率、持续发展、满意度评价等 4 个方面的指标构成。

以上内容让我陷入深深的思索中，中国正面临医疗组织改革和体制多元化，伴随着保险公司和各级政府不断削减成本，医院实施精益的决定最终将不再是一种选择，而是医院生存和提升竞争优势的必要条件。医院必须能够在尽可能少的空间，以最少的库存、最少的员工和最少的错误，提供尽可能好和多的服务。大型三甲医院生存的唯一途径是实施精益、降低成本，让中国国民看得起病。医者仁心，善莫大焉。医者精益，善莫大焉。

精益源于制造业，我根据丰田 TPS 系统和丹纳赫 DBS 系统，勾勒出精益组织的精益模型和理想状态，其同样适用于医院：

1. 建立组织的精益文化：精益需要领导每日带领员工进行

PDCA 改善，消除不需要、不合理、不均衡。精益文化关注"尊重与持续改善"。丰田 TBP 问题解决的十个意识是指导员工解决问题的思维和行为的准则！这十个意识包括客户至上，经常自问自答"为了什么"，可视化，根据现场、现物、现实进行管理决定等。

2. 建立组织的选人、用人、育人、留人的人事体制，彻底落实"以人为本""造车先育人"的尊重文化。薪酬福利、培训晋升、业绩考核的人事制度——提高员工凝聚力和敬业度，建立公开、公平、公正的绩效管理环境，用以引导持续改善。

3. 建立全员每日维持和改善的体制：每日运用目视化精益工具暴露问题，运用 A3 方法解决问题、维持和改善 QCD 绩效，培养精益人才。

目视化包括：质量确认台；变化点管理板；晨会和分层审核报告；方针管理重点工作、开展目视化；多能工目视化；物料流动和齐套配送等。

4. 为了实现方针管理的绩效目标和精益人才培养，建立突破性改善团队问题解决的机制和年度重点项目报告机制：例如War Room、VSM 改善追踪和定期评审等。

精益模型只是一种理论模型，那么，如何在医院落地精益管理呢？

首先，什么是精益医疗的价值呢？从身体上或者情感上改变患者至更好的状态，患者愿意为感知到的增值活动买单；以患者为本的人文关怀，医生及时给患者看病，护士对患者耐心、服务周到、专业。

在医院建立精益系统，50%是实施精益工具。这是精益的科学管理部分。在医院实施价值流、产品加工流、全面作业分析、换型等精益工具识别浪费时，需要测量大量的数据。许多医院拥有大量的数据，但必须将它们整合到一个数据库中，并且需要清晰定义"数据收集触点"。然后，运用四大原则——消除、重新安排、简化和合并，提升增值比例。建议医院部署精益时，运用适合医院 PDCA、DMAIC、BASICS 的系统问题解决模型，实施由批量到精益的转型，并结合点改善和自下而上的个人改善提案，创新可持续的精益实施系统。

精益医疗的精髓在于根据患者的流动和平准化安排工作负荷。倘若医生每日查房时采用批量处理，支撑服务部门会产生多米诺效应。在短时间内，成批的医嘱被发送到支撑服务部门，例如化验室、药房、放射科。由于需求的波动，系统承受瞬时的巨大工作负荷压力，医护员工感到非常沮丧。通过改善，均衡查房时间和消除批量处理，缩短医疗服务时间和患者等待时间，患者快乐；员工工作负荷均衡化，医者快乐。

在医院建立精益系统时，另外的 50% 是"人员"的文化变革管理。首先，精益文化变革是医院一把手工程。变革管理之前，医院应该向医护员工传达精益变革的迫切性和对员工有什么好处，促成员工认可精益。在变革管理之中，职责和数据始终是贯穿的一条红线，领导者垂范 Gemba Walk（走动管理）和教练员工，制定长期精益路线图和目标，先期投入资源，为员工提供改善时间，调动员工参与改善的积极性，建立每日精益推进体制（例如精益套路、管理白板会、分层审核和 A3 等），使得一线主管从维持工作发展为改善和育人的精益管理者。在变革管理的维持阶段，循序渐进地建立医院的精益文化，包括坚持更新标准作业和建立改善提案奖励系统，不奖励应急解决问题的救火英雄，培训员工的精益能力，完善培训、职级晋升通道，以及绩效评价、薪酬分配，引导员工的持续改善行为。此外，在医院内创造公正和免责的精益文化氛围，当问题发生时，医护员工能够立即勇于承认错误，把问题暴露出来，及时调查管理系统的根本原因并采取对策，这是真正的、了不起的精益文化转型。精益是一把手参与并建立核心价值观，精益是领导者每天教练员工实施 PDCA 改善。

中国面临人口老龄化，伴随着"全面大健康"政策的落地，医院和养老机构实施精益转型是趋势使然。精益实践者有责任回到精益的原点，让患者和医者快乐。如果能够助推把精益管理引入中国医院，创新医院以人为本、培育精益人才的核心理念，将是我们莫大的荣幸。

陈莉老师负责翻译了《美系精益医疗大全》第十三、十四章，《美系精益医疗之外科案例》全书，《美系精益医疗之支撑服务案例》第一、二章，以及本套书的图表翻译。我参与了整体的翻译工作，并统校全套著作。感谢查理先生在大洋彼岸，对每个英文缩写的出处和词汇难点，给予及时和专业的回复。

因时间和能力所限，译稿难免存在疏漏，有未能将原书语言字字珠玑地译为中文的地方，实属遗憾。我想写书、翻译都是一种治学和精进之道，欢迎精益医疗的同人，帮助我们持续改善，并成为我们的老师。

任晖，2019 年 8 月于天津

前　言

　　本套书旨在为医疗高级管理者、领导者、经理、流程优化团队成员和具有求知欲的一线员工提供参考指南，他们期待实施并借助精益将企业转型为高质量患者医疗业务的系统，这里每一个字都很关键。精益是对流程的一种不同的思考方式。高质量地治疗病人对于医疗服务无比重要。我们不鼓励工作更快或更加紧张，因为"匆忙造成浪费"，就是说匆忙时我们就会犯错误。"业务"是指将精益应用于可看作一个流程的任何环节，包括患者护理、信息系统或业务系统（会计、计费、市场等）的所有部分。为了减少整个系统的运行时间，所有业务流程的各个环节都应该流动起来。交付指的是将您的产品或服务交付给客户。交付的重点是能给客户增添何种价值。系统意味着我们试图改善的每一个流程都与其他流程链接或与其他流程集成。在大多数情况下，医疗是通过一个被集成的交付网络或系统实现的。改变一个流程，而不影响其他几个流程，是十分困难的。当您把所有这些放在一起时，对任何组织来说都面临着非常大的文化变革。文化变革意味着，如果您切实运用这些精益概念和工具，您就会成为世界级的领导者。如果您已经开始或正在考虑波德里奇或新乡奖，运用精益六西格玛会积极影响几乎所有的奖项评价标准。波德里奇和精益是无止境的，是持续不断的迭代式改善。

第一本书《美系精益医疗大全》按照章节划分。由于这些章节大多数都是独立设计，因此您会在书中发现一些重复，包括一些重复的概念，甚至一些经验教训之间的相似性，因为我们觉得这样的重复对读者是重要的。第一本书分为两个部分：

第一部分，第一章至第四章，包括定义精益是什么，以及发展到今天日臻完善的精益旅程中独特的历史故事。我们还想诠释丰田生产系统（Toyota Production System，TPS）与科学管理之间的联系，以及弗兰克、莉莲·吉尔布雷思和弗雷德里克·泰勒之间的联系。也有一个鲜为人知的组织称为民间联络小组（Civil Communication Section，CCS），它是由弗兰克·波尔金霍恩、荷马·萨拉索恩和我的祖父查理·普罗茨曼组成的。

我们阅读了超过 300 本这些人写的关于精益、六西格玛和全面质量管理的书籍，其中许多书籍来自生产力出版社。我们感谢诺曼·博德克，他是该领域的先驱。本套书主要关注精益。我们的经验是，大部分精益医疗生产力改善，都起步于实施精益。我们建议首先使用精益概念和工具来优化流程和消除浪费，然后应用六西格玛工具来减少流程中的波动。由于前四章更多地关注精益的介绍和历史，因而涉及许多制造的实例。

第二部分，从第五章开始，描述每一个精益工具和概念及如何应用它们。它们根据常规的使用顺序和层次上的优先次序加以组织，但应该注意的是并非所有的工具都被使用。我们针对手头的问题选用合适的工具。我们把工具放在一个被称为 BA-SICS 的版式里。许多组织已经对自己的精益问题解决模型进行了标准化，而一些组织已经对六西格玛的 DMAIC（设计、测量、分析、实现、控制）模型或 PDCA 进行了标准化。精益工具可以被整合到 DMAIC 或任何其他模型；然而，精益工具倾向于在 DMAIC 模型内跨越类别地运用。不管您运用什么样的模型都不重要，只要每个人都明白他们在实施精益六西格玛改善时所运用的"工具"就可以了。

本套书的其他五本——《美系精益医疗之化验室案例》《美系精益医疗之急诊部案例》《美系精益医疗之门诊部案例》《美系精益医疗之外科案例》《美系精益医疗之支撑服务案例》，详细介绍了如何在各种医疗流程中实施精益。我们花了很多年研究，在小型、中型、大型医疗系统和组织中实施精益，我们发现分享经验教训是非常有价值的。每本书的开始部分从传统的观点出发，描述每个区域通常的运营情况，并描述典型问题。然后，我们通过各种精益实施方案，展示了我们如何使用价值流和其他精益工具。我们引入可落地的蓝图，因此结果可以被复制或修改，以用于其他机构。每本书还囊括了实例、故事、案例、结果和经验教训。

本套书提倡基于可测量结果的理念哲学，清晰测量在质量和效率上的改善结果。我们要指出的是衡量投资回报（Return on Investment，ROI），面临着有形和无形的挑战。

精益不仅仅是运作层面的行动。如果实施得当，精益理念将驱动组织内各个环节和区域的改善。本套书没有覆盖实现精益业务交付系统的全部知识、技术，但我们力求覆盖大多数业务流程都相通的最基本的知识，鼓励读者通过阅读与这个主题相关的许多其他佳作，并与寻求建立精益组织的人士互动，以获得更多的知识。在书中，我们会提及额外的参考书。

如何应用精益文化将在书中予以讨论，包括实施持续改善和科学管理原则，使人们基于对数据与主观意见的比较，做出管理决策。书中的工具和实施技巧旨在帮您避免习惯性思维，让您看到基于谁和最终会给客户带来什么样的增值并做决策。

本套书强调精益六西格玛之旅的重要性。倡导追求永无止境的持续改善，因为总会有更多的浪费被发现，需要被消除。

读者在每一次成功后都会感到兴奋，还会从每一次失败、挫折中吸取教训。您会在追求精益的过程中找到快乐，因为您和您的组织能够完成的事情是无穷尽的。祝您精益之旅顺利！

千里之行，始于足下！

查理·普罗兹曼 III，MBA，CPM，

乔治·梅泽尔，MD，MBA，FACP，

乔伊斯·克尔察尔，PA-C

作 者

查理·普罗兹曼 III，MBA，CPM

1997 年 11 月，查理·普罗兹曼组建了业务改善集团，LLC（B.I.G）。B.I.G 位于 MD 巴尔的摩，致力于实施精益思想和精益业务交付系统（LBDS）。

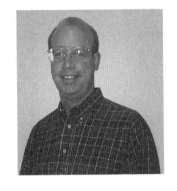

查理有 26 年以上物料和运营管理经验。他在联合信号（现称霍尼韦尔）工作了 13 年，在那里他曾任航空航天战略运营经理，是第一位联合信号的精益大师。他获得了许多特别的表彰和降低成本的奖项。在联合信号工作时，查理是 DBED 的马里兰联盟的外部顾问。他为世界级标准文件给予了输入建议，并协助前三个初始的 DBED 世界级公司评估。查理在全世界传授学生关于精益原则和全面质量管理。

查理在过去 16 年里一直在美国实施成功的精益生产线转型、改善活动、管理业务系统改善（业务部门精益）。除了制造业，他还专注于医院/医疗的精益实施。

查理拥有马里兰州洛约拉大学的文学学士和工商管理硕士学位。他目前是 SME、SAE、IIE 和心理类型协会的成员。他是一名有特许认证资质的 MBTI 教练。他是 APICs、AME 冠军俱乐部和 NAPM 组织的前任成员。

乔治·梅泽尔，MD，MBA，FACP

乔治·梅泽尔博士是一个董事会认证的内科医生和老年病医生，具有超过 10 年的患者护理经验和超过 15 年的行政卫生行业经验。

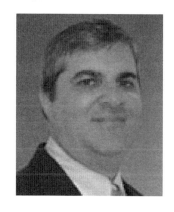

从 2008 年 12 月开始，梅泽尔博士在麦瑟迪斯特·勒·邦霍尔医疗中心担任高级副总裁和首席患者护理主任。麦瑟迪斯特位于 TN 孟菲斯，由七家医院系统构成，拥有超过 1600 张被认证的病床。他负责患者护理操作和监管制度的准备就绪。此前，他曾担任麦瑟迪斯特德国小镇医院的首席医疗运营官（CMO）。

除了曾任佛罗里达大学的指导教师外，梅泽尔博士还在佛罗里达州的蓝十字蓝盾公司工作，他直接参与了医疗管理活动，包括疾病管理、利用率审查、申诉和不满、病历管理、药房效益、支付绩效和医疗风险。

乔伊斯·克尔察尔，PA-C

乔伊斯·克尔察尔拥有超过 28 年的医疗行业经验，目前担任奥兰多佛罗里达医院外科发展研究所的主任，该医院是基督复临会卫生系统的一部分，是一家急性护理的三级医院，一年治疗超过 1500 万名患者。她于 2001 年加入佛罗里达医院，从事精益高级顾问超过5年，范围跨越八个院区的各种临床部门，她具有六西格玛黑带，是一名被认证的MBTI教练。

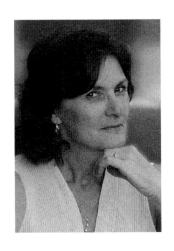

她的职业生涯起步于担任心血管、胸外科和（大部分时间）医疗护理科的委员会认证助理医师。在加入佛罗里达医院之前，她在医疗相关行业中担任过各种行政职务，其中包括管理医疗和与保诚医疗签署服务和同。保诚医疗在佛罗里达州中部九个县服务了20万名会员，与阿维欧集团产品管理签署服务合同。阿维欧公司向医疗机构提供信息技术支持，为科技初创公司进入商业和市场提供战略咨询。

克尔察尔女士热衷于在医疗流程中实施精益、消除浪费、减少错误、提高整体质量水平、降低医疗成本。

第一章

化验室概述

化验室和制造业非常相似。事实上，精益已经被广泛接受，经常地，精益以化验室作为切入点，"渗入"到一家医疗组织。

传统上，医院化验室由核心化验室和非核心化验室组成。核心化验室是指具有化学、血液学、尿液分析、凝血、血清学、免疫分析、静脉切开术、血库（输血）、接收样本、账单、行政支持等功能的临床化验室。非核心化验室功能包括解剖病理学、组织学、细胞学、微生物学等特殊化验。有些化验室可能设有患者抽血站，有些化验室可能为非医院患者进行抽血化验。许多医疗机构在其他区域或者医院大学校园设置卫星化验室。部分化验室由医院负责运营管理，部分化验室则外包给第三方供应商。

第二章

传统的核心化验室

化验室流程如下：医生从医院住院部或者门诊部（包括患者护理病房、外科或者手术区域和附属医疗诊所）开具化验室的化验医嘱。一些医疗机构作为一个参考化验室，通过合同安排，为其他医疗机构实体实施专业化验。

改善始于"GEMBA（工作现场）"

对于每一项精益改善活动，从启动改善开始，就立即奔赴"Gemba"，看看工作现场发生了什么，这是十分重要的。在大多数情况下，您遇到精益执行倡导者和区域经理，他们已提出业务问题和期待通过精益改善实现的目标。在工作现场可以从另一个视角来观察临床领域实际所发生的情况。无论您去化验室的哪一个区域，都会发现包括以下的典型问题：

- 员工/操作人员的步行和寻找

- 空闲时间，尤其是当员工在视线内被隐藏之时

- 样本的批量处理

- 大型批量处理设备，一些化验设备安装了自动传输

轨道系统

- 坐姿操作，动作浪费

- 大量在制品（WIP）（放置在试管架上）

- 化验交付时间长

- 处理样本的机器被置于单独区域，形成孤岛

- 杂乱、脏污、带抽屉的混乱区域、带门的储藏柜等，

里面"藏"了很多耗材

- 人手过剩，每个人都很忙或者看起来很忙

- 大量库存、满箱或者空箱

- 非目视化管理的工作场所

采集样本

样本由医护员工在临床区域采集和运输，或者可能有一组抽血护士负责采集样本。样本通过医疗组织内的运输服务、管道系统送达化验室，或者通过快递服务投递到化验室，这取决于化验室的规模和外展化验室服务范围。

我们的发现

- 在护士晨间抽血期间，抽血护士对住院部一半的病房患者或者全部病房的患者抽取血样，然后，通过管道系统传输样本或者将样本送达化验室

- 抽血护士通过管道系统将样本批量送达化验室

- 抽血手推车上缺少补给耗材

- 电话打断抽血流程

以上影响了收集样本到出具化验结果报告的周期时间，破坏了按先入先出（FIFO）依序处理样本的能力，样本按批送达化验室，造成了化验室内部的化验流动挑战。

接收样本

在大多数情况下，接收样本区位于化验室靠近管道系统的地方（图1）。样本送达化验室的方法分为通过管道系统送达化验室（服务于医院住院部病房和/或急诊部），或者由人员、快递员手持投递到化验室。在任何情况下，试管或者样本单独或者成组送达化验室，包括一至几袋样本。每个袋子内可装1~6根试管/样本。将手持样本送达化验室，加盖时间戳，放置在一个大箱子中，以等待登记录入。"收货人"会把袋子从箱子里拿出来，把所有试管/样本和随样本的"文件"，一起从袋子内拿出来。这些袋子被扔掉，样本信息手动输入，或者通过扫描进入电脑系统。此时，便在化验室内，启动了样本追踪。在大多数情况下，只有化验试管通过试管系统送达化验室。在试管进入化验

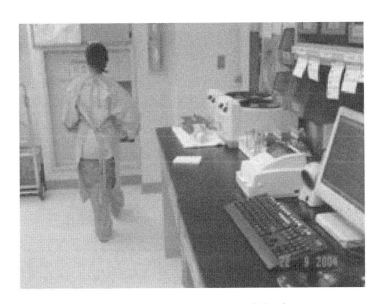

图 1 化验室订单录入处到管道系统的距离

室之后，基于需求节拍时间，接收人员打开输送试管并对化验试管样本和文件进行分类，此时，"输送试管"可能会堆积在试管系统的底部。然后将每个化验试管（样本）扫描到系统中，并且将化验试管放置到"未标识的货架"上面。

我们的发现

- 试管或者样本以"一波一波"的形式送达化验室

- 等待接收（进入）的试管堆积如山，没有按照先入先出的顺序"登记录入"

- 其他样本类型是批量手持样本送达化验室或者通过管道系统批量送达化验室

- 样本批量"登记录入"

- 分类样本，并且与文件相匹配（增加了匹配错误、收到了错误的样本与错误的顺序的机会）

- 从投递样本之处到实际处理样本的化验室之间的步行距离很长

- 空闲时间（在低谷需求时期）

样本在化验室内的移动

样本放置在试管架上面，准备处理。不需要离心的样本，被分类放置在试管架上面，并搬运到化验室正确的处理区域，在那里，这些样本再次被登记录入且等待处理。需要离心的样本的试管架最终会被移动到离心机区域（图2），在大型离心机停机之前，试管架会贮存于此。在技术员卸载样本和重新装载样本到离心机之前，样本一直在等待中。鉴于此，技术员每次装载尽可能多的试管到离心机；因此，有时人们会发现，在离心机完成一整批血样试管的离心作业前，血样试管一直在"等待"被离心，从而造成"批量延误"。当样本在离心机内旋转完成和从离心机内取下之后，样本被放置在新的试管架上面，然后转移到下一个区域等待处理。当样本到达临床处理区域时，样

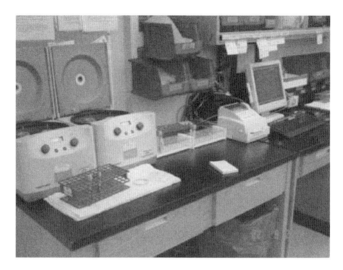

图 2　化验室批量离心机工作站

本将再次被登记到计算机中，用以追踪。这个流程精益吗？
然后，样本被转移到正确的处理区域，如果样本需要在不
同的机器上进行多次化验，由一名技术员"分开"样本或
"等分"样本。最终，样本被装载到正确的机器上化验。当
化验样本完毕之后，从机器上取下试管并放置到另一组试
管架上面。最后，样本被搬运到一个贮存区域，在那里它
们等待再次被登记到计算机中，再被放入贮存区域，以备

其他化验之用。然后在系统中，以电子记录方式保存这些样本，此时，任何一位技术员都可以访问化验室信息系统（LIS），追踪这些样本的信息。

我们的发现

- 在 50 台大型离心机上堆放试管

- 样本在多达 27 处地点等待下一步处理

- 试管等待等分样本

- 大量的人员步行、寻找、盘点和返工

- 样本在传输过程中等待登记录入追踪系统时，很难找到样本的准确位置，说明样本已经进入了化验流程的下一个阶段

- 工作分类障碍，即样本处理机不能加载机器

- 机器维护问题和试剂换型时间长

- 化验交付时间长

- 使用最频繁的机器离技术员最远

- 化验室抽血站，工作缓慢和低效

- 自动传输轨道机器经常出现故障

- 差别化处理，速度缓慢且劳动密集型

- 大量空闲时间

- 抽血护士或者住院部护士为患者抽血，不停地来回奔波

- 很多电话打断化验流程

- 从收集样本到出具化验结果报告的化验交付时间较长

- 化验流程中很难找到样本的准确位置，因为样本可能位于两个流程之间，等待在下一个工作站的登记录入，从而造成"样本丢失"的感觉

- 人员配置与需求不匹配

- 上午7点半之前，晨间取样"患者得到化验结果报告"的比例很低

- 到处都有大量库存

每一项化验室化验应该被视为一次"紧急化验"

在许多化验室中，处理紧急化验的流程与处理常规样本的流程是不同的。有时，甚至有不同的试管管道站服务于临床区域，例如急诊部，因此化验室能够及时响应紧急化验。精益的目标是设计一个系统，促使每一个医嘱的处理速度与今天的"紧急化验"医嘱的处理速度一样快速或者速度更快。如果简化流程，设备正确地按加工顺序摆放，我们就能够消除浪费和缺陷、返工、错误，按照需求进行人员配置，并且在化验室实施柔性多能工人员配置。化验室应该能够应对患者的高峰需求和低谷需求，从而消除紧急化验需求；然而，分析化验交付时间（从医嘱到出具化验结果报告）之时，我们必须审视化验室以外的供应商的价值流图，例如患者护理部、急诊部和外科手术部。所以，就本质而言，每一次化验医嘱均被视为一次紧急化验处理。

如果我们拆析化验室的流程，其具体步骤如下：

- 医生医嘱到接收医嘱（共同所有权区域和化验室）
- 接收医嘱到收集样本（共同所有权区域和化验室）
- 收集样本到化验室接收样本（共同所有权区域和化验室）
- 化验室接收样本到化验处理（化验室负责的流程）
- 化验处理到出具化验结果报告（化验室负责的流程）

在化验室的流程中，涉及许多相关的活动，这些相关的流程改善推动实现预期的化验交付时间。

考虑这个场景：化验室需要达成从医嘱到出具化验结果报告45分钟的化验交付时间。急诊部护士在10分钟内没有注意到医生已经写了化验医嘱。护士开始实施化验室样本收集，收集样本用时 6 分钟，然后将样本送达化验室用时 10 分钟，在此过程中发生了停顿或者被干扰。

$$10 \text{ 分钟} + 6 \text{ 分钟} + 10 \text{ 分钟} = 26 \text{ 分钟}$$

如果我们想要达成化验交付时间 45 分钟，那么剩下的 19 分钟就是将样本传输到化验室（通过管道系统），"被接收"，被处理，并且得到化验结果报告。如果处理程序的设备运行时间是 20 分钟，那么留给化验室犯错的空间会很小。此外，我们还注意到管道系统在高峰时段延误了几分钟，换言之，该化验室针对管道系统延误，没有实施任何改善行动。如果化验交付时间的目标是 30 分钟，此化验流程会变得更加具有挑战性。请记住，延误会导致一系列不良后果。

抽血护士的晨间抽血

想想抽血护士的"晨间抽血"。抽血护士穿梭于住院部的一间病房到另一间病房之间，收集患者血样。每例患者可能被抽取一支试管血样到几支试管血样，取决于医生医嘱内要求的化验数量和化验类型。在大多数情况下，根据"管道"系统站（用于传输样本到化验室）的位置，抽血护士抽取病房的一半患者的血样。血样试管以批量方式被传输到化验室，在那里血样试管被整批同时放置于管道站的底部。将多名患者的样本以大批量模式传输到化验室，会给那些尝试达成化验交付时间的测量指标的化验室造成巨大困难，例如，化验交付时间是指从化验室抽取血样到出具化验结果报告的时间（表1）。

表 1 化验室抽血时间

患者	#1	#2	#3	#4	#5	#6	#7	到达管道站
进入房间	2：58	3：03	3：08	3：21	3：28	3：38	3：46	
出房间	3：01	3：07	3：20	3：26	3：32	3：44	3：55	3：57
步行（分钟）	2		1	1	2	6	2	2
抽血时间	0：03	0：04	0：12	0：05	0：04	0：06	0：09	
延误			抽血困难		注册护士延误		抽血困难	
从给第 1 例患者抽血到把样本送到病房管道站的总计流程时间								0：59

在此案例中，抽血护士来到病房，在凌晨2：58开始给第1例患者抽血。抽血护士能够在4~6分钟内完成患者的常规抽血，有2例抽血困难的患者，分别用时9分钟和12分钟。抽血护士用时59分钟，抽取了7例患者的血样，全部血样同时通过管道传输至化验室。

如果化验室尝试达成平均60分钟的化验交付时间的测量指标，应该怎么做呢？表2概述了护士抽取每例患者血样到达管道系统的实际时间（分钟）。如果我们假设每个血样试管由管道系统输送到化验室，接收、登记录入，化验室化验的最短用时是20分钟，前两个样本不可能达成60分钟的化验交付时间的测量指标。接下来的两个样本不能达成60分钟测量指标的风险可能性也很大。因此，达成60分钟的化验交付时间，对于此化验室而言，是一次巨大的挑战。

表2 化验室患者时间基线

患者	累计时间		化验周期时间		预计的化验交付时间
1	0：56	+	20	=	76
2	0：50	+	20	=	70
3	0：37	+	20	=	57
4	0：31	+	20	=	51
5	0：25	+	20	=	45
6	0：13	+	20	=	33
7	0：02	+	20	=	22

让我们将单件流的概念运用到此场景中。如果对于所有样本，每次抽取一个样本，然后立即送达化验室，化验交付时间能够达成60分钟的绩效指标；然而，期待一名抽血护士只给1例患者抽取血样，并且在每次抽取血样之后，步行到管道系统站，这样或许是没有意义的。记住，步行距离迫使我们批量化验血样！我们仍然可以借用单件流或者小批流的概念，运用在此抽取血样的场景中，请抽血护士每次给2~4例患者抽取血样。如此，不仅为达成化验交

付时间的测量指标，大大增加了可能性，还会均衡化验室的工作负荷（表3）。

表3 化验室实施小批量之后的抽血时间

患者	#1		#2		#3		#4		到达管道站
进入房间	2：58		3：03		3：08		3：21		
出房间	3：01		3：07		3：20		3：26		3：32
步行（分钟）		2		1		1		6	
抽血时间	0：03		0：04		0：12		0：05		
延误					抽血困难		注册护士延误		
从给第1例患者抽血到把样本送到病房管道站的总计流程时间									0：31

化验结果报告如果不能及时送达住院部病房或者急诊部，能够影响医生做出进一步治疗方案决定的能力，甚至延误患者出院流程。因此，当我们努力尝试达成化验交付时间的测量指标之时，我们需要审视化验室之外的价值流，因为许多流程是一系列相互联系的活动所构成的。

表 4 化验室实施小批量之后的患者时间

患者	抽血完成到管道系统		管道系统到出具结果（估计）		预计的化验交付时间
1	0：31	+	20	=	51
2	0：25	+	20	=	45
3	0：12	+	20	=	22
4	0：06	+	20	=	26

第三章

我们使用的工具

基线测量指标和价值流图

　　基线测量指标有助于（在可能的范围内）审视当前流程状态，而且能够确定流程未来状态的模样，能够测量在精益改善过程中收获的改善成果。价值流图中的"产品"或者样本"化验试管"贯穿于整个化验流程，有助于识别区域的浪费、改善机会，有助于缩短化验交付时间，有助于对改善项目进行优先排序。

成组技术矩阵

实施成组技术矩阵，通常，将操作化验试管的流程细分到作业单位：

● 化验试管需要被等分样本吗？

● 化验试管需要被离心吗？

● 使用什么机器做什么化验呢？

● 每个化验的要求（以及机器化验的要求）是什么呢？

成组技术矩阵有助于确定最经常操作的化验和哪些设备是在化验流程中普遍使用的。这将有助于化验室"单元"布局设计。此外，我们需要复查使用离心机操作的化验流程，以确定离心机在单元布局的位置。我们按小时分析需求，计算出所有关键化验流程的客户节拍时间和操作的周期时间。

产品加工流

实施产品加工流（TIPS），旨在识别流程内的“浪费”。将流程中的每一个步骤归类为搬运、检验、加工、停滞四类活动。确定流程中的每一个步骤是增值活动、非增值活动，还是非增值的，但是必要的活动。特别需要引起注意的是，我们需要识别在制品停滞（贮存）的浪费，减少和管理化验室在制品停滞。常见的浪费是样本的过度贮存，在等待离心机作业的采集样本过程中，由于住院部对“批量”患者抽取血样，以及由于血样处理设备之间的步行距离，血样试管在试管架上面的贮存等待，导致批量延误。

操作员分析，根据需求进行人员配置

操作员分析旨在识别操作员的浪费，包括步行距离、操作过程中使用正确工具、空闲时间、所需的技能、动作浪费、中断（出错的机会）和防错。

我们复查需求，并将其与现有化验室员工和抽血护士的工作时间安排进行比较。我们设定最初的改善目标，缩短50%或者更长的化验交付时间，设定正确的目标时间——完成上午7点医生晨间查房所需要抽血结果的95%，以此为化验室的绩效测量指标。每个区域完成类似零件生产能力表（PPCS）（表5），用以确定正确的人员配置和每班化验产出数量。人员配置进行了优化，以满足患者的需求。每日小时记录化验产出数量的白板，作为目视化控制在化验室现场安装到位。我们推荐复查客户对住院部的抽血时间的需求和收到化验结果报告时间的需求，因为，理解这些时间需求有助于化验室均衡抽血护士的工作量和均衡收到样本的数量。

表 5　零件生产能力表（PPCS）组织学案例

描述	零件生产能力表（PPCS）	可用时间（小时/天）	可用时间（分钟/天）	可用时间（秒/天）	客户需求（数量/天）	节拍时间（秒）	工厂需求（数量/天+报废）	所需周期时间	总工时	所需人数
描述	组织学	24.0	1440.0	86400	990.0	87.3	990.0	87.3	245.0	2.8
样本		***基本时间***			***能力***					
		手工作业时间（秒）	机器加工时间（秒）	完成时间（秒）	基于完成时间每日加载的样本量	最大容器批量大小	每小时设备能力	每天最大设备能力	标准在制品SWIP	所需设备数量
	累计时间	245	33302	33547						
	手工作业和增值之间百分比	0.7%	99.3%							
工作顺序	流程描述									
1	准备组织切片	60.0	30501.0	30561.0	2.0	150.0	2.0	600.0	350.2	1.7
2	包埋	10.0	21.0	31.0	2787.0	1.0	1.0	2787.0	0.4	0.4
3	切片	60.0	80.0	140.0	617.0	1.0	1.0	617.0	1.6	1.6
4	染色	10.0	2700.0	2710.0	31.0	30.0	6.0	5580.0	31.1	0.2
5	签名离开	105.0		105.0	822.0	1.0	1.0	822.0	1.2	1.2

第四章

下一个步骤：设计布局、工作单元和流程

我们研究各个区域的邻接性，以设计主体布局。我们分析研究每个区域的布局，除非还有其他市场需求预测，我们最终确定主体布局满足假设50%建筑面积增长的需求。

成组技术矩阵的调查发现，决定了血液化验室和化学化验室的主体布局单元，并确定了单元内机器的正确放置顺序。在小型化验室的同一化验单元内或许安装了可做血液化验和化学化验的设备，如此，建立了混合化验单元。在大型化验室，分别建立了独立的化学化验单元和血液化验单元。一些专业化验之间的布局互为邻接，或许布局在"化验单元"之外，因此员工能够柔性分担工作。我们分析患者需求并做成客户节拍时间。我们将所有化验流程按照正确的顺序予以排序和安装"正确尺寸"的设备，安装灵活的公用基础设施，并且重新设计工作站，使用更小尺寸的离心机（更小的批量）和实施5S改善（图3）。根据设

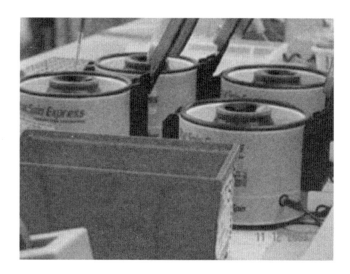

图3 化验室微型离心机

备，大多数化验室的重新设计的布局是椭圆形（两个相反的"U"形单元）或者是改良的"C"形，技术员位于布局内部进行化验操作，物料员从布局外部补充物料。我们设计站姿和走动的化验操作线，实施现场5S改善和区域布局为单件流（图4）。当我们完成布局改善后，我们绘制意大利面图和点到点图（图5），用以验证化验单元内的样本流动。

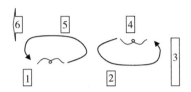

图4　化验室 U 型单元

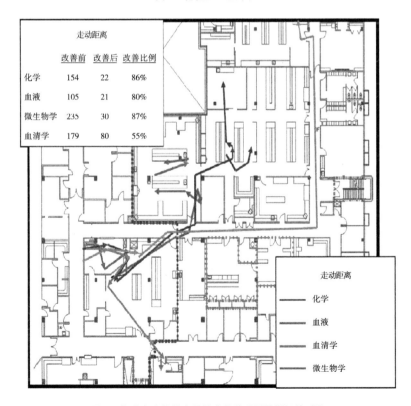

图5　化验室改善前布局及改善前后测量指标的对比

操作员按照每天所需的订单和数量，以及每天所需的物料，一步一步复查他们如何实施化验流程。这有助于正确设计工作站，按照使用顺序实施物料供应。仓库管理员复查和理解化验室需求，并且基于化验室需求，及时供应所需物料。使用"为每一个零件做计划"（PFEP），我们确保正确数量的物料备齐于工作站，并且确定正确的补料策略。最重要的是，鼓励一线员工参与流程改善，培养主人翁意识，培育变革管理土壤，推动精益概念的意识培训，推动组织内部的持续改善文化。我们改善的目标是创造流动且消除过度化验处理。

在某些情况下，操作者不愿意相信机器化验的正确性，所以他们手动化验样本，用以核实和验证机器化验的正确性。在某个化验室，自两年前安装机器以来，手动化验、核实一直在延续进行。当我问为什么时，主管说手动化验让他们感觉化验结果是正确的，这种感觉很舒服。我们问这台机器多久出现一次故障。答案是，这台机器还没有出现过故障。有的时候，他们认为机器检查结果是错误的，然而同时他们发现，手动化验样本过程中也发生了错误操作。对此，我们取消了对机器100%的结果核实，取而代之的是，实施每周一次的设备验证。

第五章

核心化验室缩短换型时间

　　除了进行操作员分析和产品加工流，对装卸设备、擦拭设备和清洗设备等作业，进行换型分析，也是十分重要的。缩短换型时间有助于减少设备的停机时间，提升设备的可利用率，从而提升化验能力。我们推荐的一个改善故事的主人公是 X 医院的化验室技术员。他不是精益团队的成员，但他提出了一些本岗位的作业改善提案。他实施了磁带的换型改善和一台机器试剂的换型改善（表6）。他所实施的改善提案基于将内部操作转换到外部操作的快速换型原理，最终改善成果是缩短了设备的停机时间，从而提高了化验能力。

表6　改善后化验室标准作业（真实的改善案例）

操作员标准作业表						
如需要，请参考相关的工作准则与工作规程						
修改版本：无 11/3/04						
标准作业：更换希森美康机器试剂的时间对比分析						
作业步骤编号	操作描述	质量/注释	基线时间	计划时间	实际时间	节省的百分比
1	听到需要更换试剂的报警——屏幕上显示更换要求		17	17	4	
2	打开试剂箱		2	2	2	
3	找到空试剂箱，确认用量确实不够了		17	17	4	
4	走到储物柜前取试剂		7	7	7	
5	带着试剂返回设备所在的地方		13	13	12	
6	打开试剂箱		22	22	23	
7	将管子从旧试剂箱取出，放到新试剂箱，员工签名，记录日期		29	29	27	
8	放置于试剂箱内的适当位置		6	6	6	
9	更换旧试剂箱的盖子		6	6	6	
10	找出日志本处的位置		2	0	0	
11	打开日志本到正确的书写位置		30	0	0	
12	找到试剂箱上的批号		10	10	16	

（续表）

操作员标准作业表					
13	移除使得制造标签模糊的标识材料		52	0	0
14	将批号等记录到日志本上		72	0	0
15	关上试剂箱的门		3	3	3
16	将日志本放到设备顶部		3	0	
17	初始化试剂准备		9	9	21
18	将空箱拿到处理位置		15	15	13
19	初始化完成——可以运转		9	9	16
	总计		324	165	160	51%

第六章

化验室 5S

我们在化验室实施的潜在 5S 项目，包括：

- 标准化采血手推车

- 对物料柜和工作台实施 5S 改善，移除储藏柜门，在可能的情况下移除抽屉

- 标准化工作站，使用正确的工具，实施物品定位——使得工具物料取放方便；运用标签目视化；整理不能移除的抽屉，并贴上标签

- 实施红牌作战项目，消除不再需要或者使用的设备，释放空间

- 制定标准作业和标准作业遵守率的检查机制

- 建立可视化控制

- 制定一个电话应答和处理问题的流程

化验室文件记录了 5S 项目相关的改善成果，包括增加贮存空间、缩短处理时间以及金额不等的成本节约等。

第七章

挑　战

正如大多数精益改善项目，化验室也会提出抗拒改善的挑战。虽然化验室的工作人员往往更加善于分析，更加习惯于标准作业，对于质量控制和审核的价值具有更加清晰的认识，然而，化验室仍然需要关键的"人的因素"来实施精益改善。在精益改善所实施过程中，我们发现，大多数经理不习惯于"按需求进行人员配置"。部分原因是因为在国家某些地区的化验室内部，化验工作所需要的一些高级技能技术员人数有限。没有打破化验室的藩篱，就无法找到根本原因，因此有时候很难改变化验室遭遇的高峰需求和低谷需求的现状。化验室需要增加短期部分人工，除非找到正确利用人力资源的创新性方法，否则很难进行人员配置。例如，当您分析晨间抽血，此时所需的抽血护士人数可能是其他工作时间所需人数的两倍。假设晨间抽血发生于凌晨 2 点到上午 7 点之间，雇用这个时间段的兼职操作员，往往是十分困难的。此外，大多数熟练的化验操作员不喜欢未经化验室培训的人员走进化验室，并帮助他们进行改善。要有效地使用这种跨部门的操作员、进行灵活的人员配置，需要部门之间的精诚团结、团队合作与沟通协调。如此打破部门壁垒，并非易事。许多化验室经理在化验室环境中"成长"起来，针对如何处理精益转型相关的困难，他们没有接受过这些相关的培训。其他经理或许尝试过精益实践，但是没有得到高层管理人员的支持与参与精益，当他们实施精益时，化验室员工往往抗拒外部顾问或者相关人员的参与。

第八章

核心化验室改善成果

案例研究 1——在华盛顿医院收获的核心化验室改善成果——用精益替代自动轨道系统

华盛顿医院中心的自动传输轨道系统已经接近使用尾声。由于化验室外展项目的增长，30% 订单的样本是以非标准试管送达化验室，需要对其进行手动处理。化验室每年花费超过 12.5 万美元来维护自动传输轨道，估计花费大约 100 万至 150 万美元，用以连接化验室计划购买的新仪器。投资升级自动传输轨道用以连接所有设备是毫无意义的，更换自动传输轨道也是毫无意义的。第三种选择，是通过实施精益效率改善，使得手动处理取代自动传输轨道。华盛顿医院中心病理学和化验室医学部主任托马斯·戈德温博士说："我在参加的一些会议中，听到了和看到了关于精益改善的主题演讲，我很高兴选择实施精益改善。"尽管评估报告预测，实施精益之后，需要更少的全职员工，提供更加优质的服务，时任自动化服务经理的唐娜·赫什伯格对此预测仍然深表怀疑。"安装自动传输轨道之后，我们不得不放弃 14 个工作岗位。"她解释说："突然间，一个咨询小组建议我们，我们可以消除自动传输轨道，而且不需要将 14 名全职员工回填到手动处理工位。我当时想，这怎么可能实现呢？"

2007 年 1 月 7 日，华盛顿医院中心全新的精益化验室正式投入使用。主管通过追踪绩效测量指标，实时检查化验室流程的工作进度。在 2007 年 1 月至 2008 年 5 月的 16 个月内，绩效测量指标稳步提升，包括：

● 基础新陈代谢特性（PROBMP1）持续时间超过 45 分钟的比例从 77% 下降到 17%，改善了 78%。

● 全血细胞计数（CBC）持续时间超过 30 分钟的比例从 46% 下降到 9%，改善了 80%。

● PT 和 PTT 持续时间超过 45 分钟的比例从 64% 下降到 8%；改善了 88%。

"伴随着时间的推移，这是一种缓慢的变化，"戈德温博士说，"突然间，您会意识到，'哇哦，我们在这里取得了显著的进步。'"非常明显的是，这些进步是通过仅增加了 1.5 名全职员工就实现了。赫什伯格女士说："现在我们实施精益，消除了自动传输轨道，我没有将 14 名全职员工回填到手动处理工位。""然而，我们依然能够手动处理。"化验室消除了每年维护自动传输轨道 12.5 万美元的费用，而且避免了 100 万至 150 万美元升级自动传输轨道和连接化验室所有仪器的费用。

我们实现了以下典型结果：

● 化验交付时间缩短了 50% 或者更长。

● 在制品库存减少了 90%。

- 我们释放了改善之后富余全职员工，而且重新分配岗位职责和工作描述。

- 我们获得了监管方面的支持，任何员工都可以装载机器。

- 在大多数情况下，消除了内部追踪系统的需求，提高了员工士气。

- 建立了看板系统，用以改善化验室内部和外部的供应链管理。

- 我们缩短了机器换型时间，缩短了机器化验的交付时间。

- 我们减少了空间需求。

案例研究 2——抽血时间（TAT）

在西田纳西州医疗护理公司杰克逊·麦迪逊化验室收获的改善成果如下：

● 平均抽血时间从 20 分钟下降到 6.5 分钟，缩短了 62%。

● 住院患者样本的平均交付时间——从接收样本到出具化验结果报告——从 64 分钟缩短到 45 分钟，降低了 29%。

● 化验室能够在少于建筑师规划的 33% 的空间内完成所有化验操作，从而规避了再次基建，节省了 120 万美元基建费用。

● 第一个精益改善项目节省的全职人力工时和节省

的基建费用总计超过 210 万美元。更令人印象深刻的是，缩短化验交付时间是在化验室实现流程自动化之后实现的。

第九章

非核心化验室改善结果

案例研究 1——艾莉娜非核心参考化验室的精益设计概述

源自迈克·霍根的最新著作《精益医疗设计》的节选撰文。

下面是艾莉娜化验室设计案例研究介绍/概述和运用BASICS 精益模型的方法。

明尼苏达州明尼阿波利斯的艾莉娜医院和诊所，聘请我们为其新的 70000 平方英尺的参考化验室，进行精益设计。此外，我们的任务是培育一支由五到七名精益从业者组成的核心团队，运用精益原则，为全新的化验室进行整体的精益设计。

因为艾莉娜医院当前的化验室位于众多非核心化验室

的服务大楼之中，而且收到的大量样本寄自一些偏远地区的诊所。此时，管理层认为这是在非核心化验室的服务大楼之中，设计全新精益化验室的大好时机。

此精益设计项目的目标是设计并建立一个精益化验室，利用精益原则来改善人员配置的流动性、产品的流动性、物料的流动性和换型的流动性，用以实现均衡化验样本量和均衡工作负荷。精益设计不仅是设计化验室空间布局和设计置于化验室空间的设备布局。更确切地说，精益设计结合和嵌入了全新的化验流动，旨在增强化验流动，消除浪费和其他障碍。为了做到这一点，我们必须邀请最终用户参与分析现有的化验流程，并且创新、建立和维持全新的化验流动。

在降低成本、优化劳动工时、提高服务水平和服务质量等方面，医疗机构化验室一直在持续承受着来自这些绩效方面的压力。为此，化验室正在积极寻求全新的解决方案，采用适合化验室的设计方案，以满足未来化验流程的灵活性和适应性。我们的经验获得了医疗机构化验室的认可和证明，这些医疗机构化验室正在建设全新的或重新布局其内部区域。翻修改造和精益设计包括从简单的化验分析仪和工作台的重新布置，变更相应的公用基础设施，到更加复杂的项目（重大的基建，包括拆除墙壁，为化验室创造更大的开放空间）。

我们运用 BASICS 精益模型，用以推动设施布局和设计方案的执行。我们的精益设计专家将与建筑师、最终用户一起工作，合作开发从源头方面嵌入精益概念的最佳设计，并促成产品、人员和信息在最合理的布局内流动，同时遵守明文规定的相关法规和指导原则。建筑师通常不熟悉精益设计原则，因此我们的化验室精益设计方案相比于建筑师的最初设计方案，在利用更少的化验室空间的情况下，交付相同或者更多的化验产量。

基线

在实施方案设计前，我们必须从宏观方面理解项目要求、约束条件和预期结果，这一点是十分重要的。我们提出相关问题，包括：

- 基线的测量指标是什么呢？

- 哪些部门具有协同作用呢？

- 哪个部门可以保证最多的交付模式和交付最多的样本数量呢？

- 为了实现高水平的化验样本流动，我们如何运用方框图布局，模拟设计各部门化验室的流程布局呢？

- 化验室是否安装自动化设备呢？

- 从设计角度看，美国残疾人法案（ADA）关注什么呢？

分析

首先，我们培训了医院化验室团队成员，并教练他们如何观察和记录当前的化验室流程。我们与医院化验室团队成员一起走访每个化验室区域（现场巡视），利用视频和数字照片来分析每个部门的化验流程。通过追踪化验室样本（加工流分析——PFA），团队成员能够识别浪费、提出改善建议，从而实现更加高效的未来化验室布局，用以消除批量处理所导致的批量延误。

即使在一个部门内，识别小部门之间的邻接性，也是十分重要的，我们需要分析小部门之间的邻接性，用以确保高化验样本数量、化验区域的空间，足以实现最佳化验样本流动，从而收获最短的化验交付时间。

医院化验室团队成员还对化验室技术员的操作方法和步行路线拍摄了视频，并且实施视频分析。我们称之为操作员全面作业分析。理解每名技术员的操作内容以及他们如何实施各自的作业步骤，对于此次化验室精益设计能够发挥最高层次的作用，是十分重要的。我们的项目目标之一是识别和突出显示化验流程中的任何约束条件或者瓶颈流程。通过培训精益原则和精益方法论，医院化验室团队学会了利用数据，推动重要管理决策的方法，并将协同作用的相关部门聚集在一起，以弥合鸿沟、消除局部的本位主义。

我们利用价值流图、点对点图、意大利面图、产品加工流和操作员全面作业分析等精益工具，记录了化验工作流程的当前状态后，此时，团队成员开始确定所需要的供应品、试剂和设备的理想布局和理想位置。化验室的理想布局，针对化验技术员实现轻松、高效工作等方面，提供最强有力的支持，同时减少化验室设计中的浪费。换言之，在建设化验室前，在设计阶段，我们已经消除了化验室中的浪费。因为，化验室布局本身就可以成为最大的浪费驱动因素之一。我们指导医院化验室团队花费必要的时间，彻底分析化验室流程并运用精益理念，设计一个全新的精益化验室布局。毕竟，在接下来的 20 年到 30 年里，您可能会被蹩脚的化验室布局困住——阻碍化验室的工作效率！

建议解决方案

在方案设计阶段，医院化验室团队成员运用精益设计方法论，首先运用方框图布局，模拟设计多个部门化验室的流程布局。使用一套完整的精益设计指导原则，利用设计矩阵来检查小部门之间的协同作用、化验数量、设备能力。精益设计的一个关键方面是通过结构化的审核和员工参与，从化验室员工和领导者那里，获得改善提案的智慧输入。为了确定最终的化验室设计方案，团队运用了我们上面提及的许多精益工具。然后，我们开始评估采用哪些精益测量指标和计算通过精益设计所收获的节省成本。邀请每个部门的员工参加精益改善讨论，是一件意义非凡的团队学习活动，尽管全员参与精益改善讨论，在后勤保障和协调时间方面，都是难以实现的，但是邀请关键执行者和领导者参与到精益改善讨论过程中，是十分重要的。

作为一家咨询公司，我们持之以恒地致力于设计最佳化验室布局，同时也是设计对医院具有成本效益的最佳化验室布局。我们与建筑师、最终用户紧密合作，交付最佳化验室精益设计方案。在许多会议上，甚至在工作紧张的时段，员工们觉得他们的改善提案声音没有被听到，因此在实际基建动工之前，从员工那里收获对全新化验室布局和流程的认可，对成功的设计工作至关重要。

培训

实施精益设计培训 5 天（培训对象：核心团队成员和部门领导者）

如果您的职业生涯起步于精益知识贫瘠的工作团队，那么，建议您最好接受精益原则和精益设计的培训。我们针对 15~25 名的一组学员提供课堂培训。我们理解学习需要一个时间过程，长时间坐在教室里，学员会感觉很枯燥；但是，我们所做的培训与改善领域（例如化验室）密切相关。精益原则和精益设计的课堂培训中，我们穿插几个互动游戏，用以帮助核心团队和领导者理解精益浪费，以及如何将其从所有流程中予以消除。更重要的是，我们向学员展示了精益浪费将如何影响他们的日常工作，当然我们还会介绍消除精益浪费的好处。精益原则和精益设计的培训包括：

- 动手实操、互动式的培训方法

- 精益原则和精益设计构成要素的广泛概述

- 关注员工与任务之间的平衡

- 课程目标包括：

  · 精益设计原则及如何应用

  · 适用于设计的精益原则

  · 作为核心团队成员的角色

  · 识别流程中的浪费

  · 如何建立精益流程

  · 如何维持精益系统

  · 全新设计期望的典型成果

运用 BASICS 设计艾莉娜化验室的案例详情

建立项目章程

项目章程包括进一步加强艾莉娜化验室的专业性，进一步加强艾莉娜核心参考化验室的重点化验室的专业性和常规化验室的专业性。当前，艾莉娜核心化验室为艾莉娜周边的医院、诊所、医生办公室等超过 70 个医疗机构，提供核心化验服务。艾莉娜化验室设计项目的重要目标是全面评估化验室当前的工作流程，聘请精益顾问，团队协力，运用精益工作流程的方法，设计全新的化验室。

项目范围

艾莉娜化验室设计项目面向 11 家艾莉娜医院、艾莉娜医疗诊所、阿斯彭诊所、奎洛诊所、艾莉娜专科护理服务和外展化验室服务等医疗机构，提供化验服务。

当前挑战

当前，艾莉娜核心化验室分散在艾莉娜西北院区 5 栋大楼的 12 个不同的地点。化验效率受到低效布局的限制，迫使化验室技术员在建筑大楼之间搬运化验样本。精益工作流的布局设计将会缩短化验交付时间并降低运营成本，当前化验室的空间局限阻碍了安装自动化设备和精益工作流的布局设计。因此，艾莉娜化验室的长期发展能力以及我们积极开拓外展化验室服务的市场能力，均受到了有限空间的限制。此外，化验室的空间局限，重点体现于细胞学专业化验室、组织学（解剖病理学）专业化验室和微生物学专业化验室。

项目交付成果

- 化验室使用后 5 年内实现每年 10% 的外部化验室服务的增长（计费化验）

- 增加病毒学和毒理学方面的化验室服务（每年净成

本节省 280 万美元）

- 发送外包化验的百分比降低到 6% 以下

- 提高化验效率，降低每次计费化验的总体平均成本

- 针对精益方法论，培训和认证化验室的领导者

- 安装临床病理学大容量化验的自动化设备

- 通过跨部门的交叉培训（流动作业），实现资源支出的收益最大化

- 减少总体化验交付时间和化验过程中的因素波动

- 充分利用绿色医疗指南（GGHC）、能源与环境设计领导力（LEED）的理念，设计可持续节能化验室设施

- 设计不断适应外部环境变化的化验室（即模块化）及其化验室流程

- 设计化验室，通过减少与工作相关的伤害和暴露，确保所有员工的安全和健康

设计任务

当前的核心化验室分散在艾莉娜医院西北院区的 5 栋

大楼的 12 个不同的地点。以下专业化验室是广泛运用精益

设计的目标区域（参考表 7）。

表 7

部门	精益布局的交付物
核心化验室区域包括：化学、免疫分析、血液学、凝血、尿液分析和专业化验区域	在精益布局过程中，根据需要，运用的精益工具包括：产品加工流和操作员全面作业分析、方框图、意大利面图和 VSM。设计所有化验室的精益布局，包括设备放置布局和个案工作布局
接收样本和发放样本（住院样本处理以及外展化验室样本的分类处理）	
外展化验室的客户服务	
发送样本、转送样本区域（包括快递交付和提取样本区域）	
特殊血液学和特殊凝血	
发送样本/ 转送样本的化验	
血库	
微生物学、病毒学和真菌学 DNA 探针和血液培养	根据需要，绘制产品加工流和实施操作者全面作业分析，设计化验室的精益布局，包括设备放置布局和个案工作布局（除了革兰氏染色化验以及快速化验外，合并至中心化验室）

部门	精益布局的交付物
组织学（当前分成两个独立的化验室空间）	• 在精益布局过程中，根据需要，运用的精益工具包括：产品加工流和操作员全面作业分析、方框图、意大利面图和 VSM。设计所有化验室的精益布局，包括设备放置布局和个案工作布局 • 不包括解剖病理学（总体/冰冻），因为将会留在医院空间
免疫组织化学 （位于弗吉尼亚派珀癌症中心）	在精益布局过程中，根据需要，运用的精益工具包括：产品加工流和操作员全面作业分析、方框图、意大利面图和 VSM。设计所有化验室的精益布局，包括设备放置布局和个案工作布局
分子诊断	
免疫学/特殊化学/细胞学	
流式细胞分析	
细胞遗传学化验室	
静脉切开术 血液样本采集区和支持区	
化验室行政管理、后勤办公室和员工支持区 • 行政管理办公室 • 病理学办公室 • 休息室 • 解剖病理咨询中心	总体布局

基线

当我们确定了专业化验室的目标区域，我们的下一个任务就是审视当前的化验流动并为每个部门绘制价值流图。价值流图（VSM）促进全面审视和理解该部门内的整个化验室流程，包括审视产品、员工和化验流程正在发生的延误。我们建立了一个设计矩阵（参考下面的表8），用以确定每个部门的优先级、评估当前的化验效率水平。根据样本量、空间要求和协同作用，我们对各个部门进行评级。当价值流图绘制完成后，医院化验室团队就可以决定如何启动全新的化验室设计方案。

表8

中心化验室项目		精益摘要 & 建议					
区域/部门/单元	优先级（实施精益）	价值流现状图/将来图	提高了客户意识/患者意识/利益相关方意识	未来展望（增长、质量、安全等）	项目成本（低、中、高）	精益可见度	精益工具实践到位
抽血区域	2	需要	高	中	中	高	有限

中心化验室项目		精益摘要 & 建议					
核心化验室区域：化学、免疫分析、血液学、凝血、尿液分析和专业化验区域	4	需要	中	中	低	中	N/A
特殊血液学和特殊凝血	8	需要	中	低	低	低	有限
接收样本和发放样本	3		高	高	低	高	有限
外展化验室的客户服务	3	需要	高	高	高	高	有限
发送样本、转送样本区域	1	需要	高	高	中	中	有限
发送样本/转送样本的化验	5		中	中	高	中	有限
微生物学、病毒学和真菌学	6		低	低	低	低	有限
组织学	7	需要	高	中	低	中	N/A
免疫学/特殊化学/细胞学	4	需要	高	中	中	中	N/A
免疫组织化学	10	需要	低	低	中	低	N/A
分子诊断	11		低	低	低	低	N/A
流式细胞分析	9		低	中	低	中	N/A
细胞遗传学化验室							
血库	中	需要	高	高	高	高	N/A

中心化验室项目	精益摘要 & 建议					
化验室行政管理、后勤办公室和员工支持区	中	需要	高	高	高	高	N/A
·雅培西北管理办公室	中	需要	高	高	高	高	N/A
·病理学办公室	中	需要	高	高	高	高	N/A
·休息室	中	需要	高	高	高	高	N/A
·解剖病理咨询中心	中	需要	高	高	高	高	N/A

设计一个7万平方英尺的具有协同作用的化验室空间，的确需要花费很多时间。我们必须与各个区域的主要相关方，召开若干轮会议。我们必须召开设计相关方、总体相关方、部门之间和部门内部的各个级别会议。

分析

当我们与每个部门见面，医院化验室团队制作了一个邻接关系的气泡图（参见图6），目标是合并具有协同作用

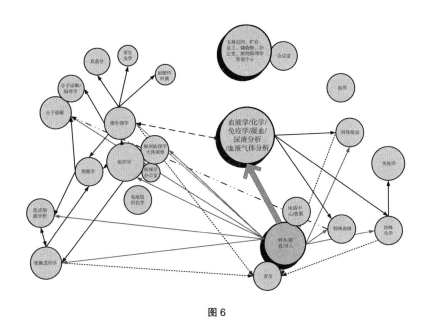

图6

的专业化验单元。气泡图帮助医院化验室团队理解化验室
的整体情况。

我们从气泡图中收获的关键点之一，是我们可以评估
寄来样本的贮存位置是否合适（参见图7）。最初的设计方
案是将样本送到化验室中央的深处，从流动的角度来看，
这是个问题。为了更好地确定样本到达的位置，研究小组

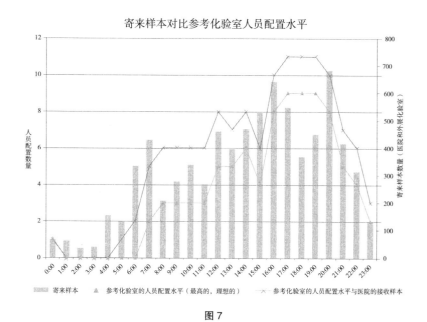

图7

利用数据和快递到达时间，用以决定接收样本的最佳位置。

很明显，根据一天的样本数量和到达时间，我们能够推测

样本到达的模式。此外，从交通流量和收录样本的角度来

看，快递公司的投递频率会使化验室的中心区域拥堵不堪。

我们在设计决策中，运用数据分析证明是十分重要的。此

外，医院化验室团队将运用丰田识别"八种浪费"的理念，

设计最佳地点，用以增加化验流程的价值。

针对快递公司，我们提出了一些改善提案，他们可以减少样本的批量交付，并且，减少接收样本时过重的寄样载荷。

● 为每次寄样载荷 50 个以下样本的高化验样本数量的化验室，配置轻型货车，并在一天中平衡剩余的样本化验量。

● 快递公司还将通过适当的组织结构调整和必要的人员调动，来管理任何剩余的需求高峰。

● 医院化验室团队与快递公司合作，每天增加 6～12 辆皮卡。

● 为了降低物流成本，我们实地调研了效率低下的快递物流路线，实施了对策，消除了浪费，降低了大约 200 美元的额外物流成本。

● 提取样本的时间也提前了两个小时。这与附加的提取样本数量互相融合，均衡了快递寄样交付数量，并简化了寄样载荷流程。

● 运用计算和分割样本批量后，得出的合适的标准样本批量大小是 50 个样本，例如，某一个诊所的化验需求为 134 个样本，快递公司需要实施 3 次提取样本，才能确保和维持均衡化的标准样本批量。

建议解决方案

方框图布局设计

下一步是实施几次方框图布局设计的反复试验。医院化验室团队探索了每次方框图布局的整体匹配性和功能性。第一眼看上去时，把各个部门放置在整体化验室的方框图布局内，似乎是十分简单的布局设计（参见图 8）。但是，我们需要遵守如下精益驱动因素：

● 例如，在核心化验室单元内安装自动化设备。核心

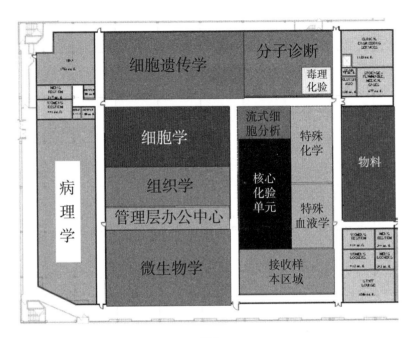

图 8

化验室单元承接最多的化验样本数量，因此核心化验室单元需求快速的化验交付时间。将核心化验室集中布局是至关重要的，因为核心化验室是其他部门的样本供给部门，其他部门将使用样本进行进一步化验。

  • 这个决策基调决定了接受样本区的位置，以供给自动化核心化验室样本。

● 医院化验室团队还研究了快递公司的到达/快递寄样交付的模式。快递寄样流程的范围，通常集中在工作日的路线和交付。研究小组发现，每天有一到两次的快递寄样交付，它们不成比例地产生了两大批量的样本，使得样本接收成为瓶颈区域。实际接收样本和处理样本之间的延误，造成了总体样本处理时间的延误。从设计的角度来看，快递公司的投递样本的节奏和数量必须改变。这更加简化了收录样本流程，而不会使样本收录员工承担过重的工作负荷。

● 随后，医院化验室团队设计了一种方法，使得快递公司自己受益。下图方框图布局设计方案展示了化验室的最终总体布局。

在撰写本文时，艾莉娜化验室布局的完整性已经保持了整整 7 年的时光。整个化验室拥有一个整体的精益流程，尤为特别的是，接收样本区域供给核心化验室单元样本，突出显示了此精益流程的设计亮点。核心化验室单元供给特殊化学和特殊血液学样本。整个化验室均保持着化验流动。微生物学是承担第二多的化验样本数量的专业化验室，布局于化验室的前部，便于收录样本。组织学和细胞学是具有协同作用的两个化验部门，直接供给解剖病理学样本。细胞遗传学和分子诊断学也是具有协同作用的两个化验部门，他们共享化验资源和一些处理要素。

从方框示意图的层面来看，化验室实现了"流动"。从浪费的角度来看，样本的处理路径是无缝链接的。医院化验室团队还研究了如何在化验室中设计和标准化"牛奶路线（循环取货）"，用以传送样本。远离批量传送样本的方案，意味着在化验室内实施小批量多批次传送样本。总体效果，是医院化验室显著缩短了化验的交付时间。

一个涉及更多人士参与的讨论主题，是经理和主管的办公室位置。从精益的角度来看，我们希望领导和主管的办公室位于现场，员工们在那里工作、制造价值。

经过多次讨论，医院化验室同意并决定将经理和主管的办公室安排在现场工作的地方，而且将经理和主任的办公室安排在化验室的中心位置。从团队和精益的角度来看，所有员工都能畅通无阻地接触到负责人、主管和经理，而且越快越好，这一点尤为重要。

部门设计

接收样本

当方框图布局设计获得批准和最终确定设计方案时，医院化验室团队就必须在内部为每个部门设计精益流程。通过实施价值流图和产品加工流分析，医院化验室团队知道流程和结果布局应该是什么样子。下面的化验室布局示意图，显示了如何完成处理样本的路径示例（参见图 9）。

第一个任务是为快递公司定义一条已设置的投递路径。从浪费的角度来看，让快递员深入化验室，投递样本，容

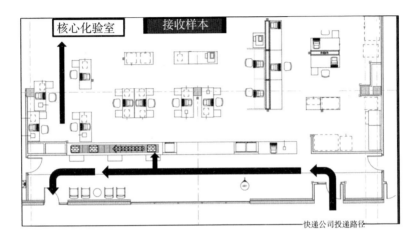

图9

易造成操作员分心和化验流程的中断。最终的设计方案，

是只允许快递员按照规定的投递路径，从一个入口点进入

和从一个出口点出来。快递员将样本投递在传送带上的大

手提箱里。传送带有一个轻微的倾斜，将样本轻松地输送

给样本收录操作员。如此，确保了所有样本的先入先出的

完整性。研究小组还在传送带下面安装了三台小型冰箱，

用以制作特定的样本。然后，样本处理直接传输到核心化

验室自动化设备，如此，只需要较少的操作步骤，还减少

了员工步行距离。

根据每天寄来的样本数量和所需的收录样本的周期时间，计算出样本处理工作站的总数。该团队确实研究了 5 年后的化验样本数量，以确保他们捕获到正确的化验能力需求。如前所述，在整个化验室中设置了一个带有设计路径和时间的"牛奶路线（循环取货）"。这是一个定时交付，估计每 30 分钟需要从化验室前部提取样本一次。

微生物学化验室布局的改善

典型的微生物学化验室布局，是将所有微生物培养都放置于一个区域。在医院化验室团队针对当前布局的分析中，上午和下午的化验室开班时，发生了大量人为的交通堵塞。由于这种批量样本的顽疾现象，微生物学操作员"择优挑选"了最容易处理的样本，并且远离较难处理的样本。如此，违反了先入先出原则，导致样本处理延误。为了打破传统微生物学化验室的运营范例，我们必须改善这个流程。

图 10 显示了对传统微生物学化验室模型的改善。

微生物培养板通常在 24 小时、48 小时和 72 小时的培养时间内进行处理。在 24 小时窗口中,培养板的处理数量

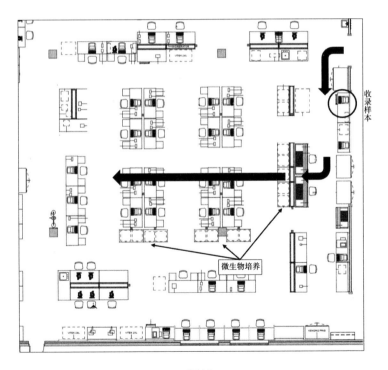

图10

最多，随着时间元素的增加，培养板的处理数量减少。在微生物化验室里，有 24 小时、48 小时和 72 小时的培养时间要求，将培养过程分解为不同的工作单元。从录入样本到完成处理的流程，便于样本的先入先出和样本处理的高度完整性。此举消除了微生物学操作员的"择优挑选"样本的现象。现在，微生物化验室每年处理 25 万多个微生物培养板。

使用数据进行设计决策

组织学化验室的当前状态是，6 名化验操作员在 7 小时内，可以处理 850 块（样本），所有这些因素都是可变量。一般来说，第一批（60+）块载玻片在上午 8：00 点左右被送到病理学化验室。

在所有精益设计项目中，使用数据有助于建立最稳健的设计。理解流程的需求和能力对于成就伟大的设计，是十分重要的。在这个化验室的精益设计项目中，我们将成

组技术矩阵运用到化验样本数量多的部门。成组技术矩阵
（GTM）是一种分析流程组织的方法，其中所有产品和/或
患者被分组，并且完成这些产品或者患者所流经的所有步
骤或者设备。对于化验室来说，使用数据的一个案例是组
织学化验室。组织学化验室的流程有 7 个步骤。

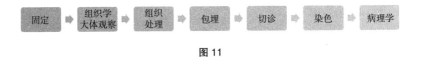

图 11

当前，组织学化验室的化验交付时间是 17 个小时。其
中，只有 8.9 个小时是增值时间。增值时间的占比还是很
高的，因为组织学的技术规范需要，确保脱水工艺的质量
和保护样本的完整性。组织学化验室流程有几个步骤。虽
然本质上是一个批量处理流程，但是我们可以运用精益技
术：通过计算批量大小或者我们称之为分割批量处理，用
以量化样本数量。化验交付时间中的 8.1 小时为停滞时间
和延误时间。这些时间是非增值的，通常需要额外的空间

来贮存在制品（WIP）——样本和/或产品。化验结果报告是基于样本的分析，对于正在焦急地等待结果的患者，如此延误加长了出具化验结果报告的总体化验交付时间，这无疑是雪上加霜。

实施/检查

为了设计全新的组织学化验室的空间布局，医院化验室团队设计了两个试点区域，用以改善组织学化验室流程，并将设备重新调整到正确的流程位置。由此，团队完善了组织学化验室的流程和布局。我们称之为 3P 练习，我们在二维或者三维中模拟已经提议的布局条件。

医院化验室团队实施的第一步，是将样本批量大小从 60 块减少到 15 块，降幅为 75%。包埋技术的职责也被用来平衡工作负荷。最初的结果是，分割批量的 15 块载玻片在上午 6：45 准备完毕，而之前的送样时间是上午 8：00。然后，每隔 30 分钟，组织学化验室收到一个批量 15 块样本。改善成果是，总体生产效率比基线提升了 10%～15%。该试点区域的改善还涉及了 1 个包埋器和 2 把切割钳。

我们将第二个试点区域改造为单件流的运转模式。改善成果如下：上午 6：30 之前，12 块载玻片准备完毕，每隔 20 分钟，组织学化验室收到一个批量 12 块样本。虽然总体生产效率没有太大变化，但已经提前向病理学家交付了小批量的载玻片，如此包埋时间更为一致，从而使患者能够更快地获得化验结果报告。该试点区域表明，他们只需要四个包埋站和八个显微切片机，而提议的需求是这个数量的两倍。如此，空间和设备显著减少。

组织学化验室操作员和病理学家对两个试点区域的总体反馈是，他们感到压力较小，而且他们很少感到不知所措。根据当前的需求，全职人力工时的需求可能会减少 1.75 名全职员工，或者在现有人员配置的基础上，提高大约 20% 的化验产能。在全新的空间，建立两条"精益"生产线，会需要更少的设备。全新布局采用了线性生产线概念。这两条组织学线性生产线每小时可生产 180 块载玻片，而在当前的状态下，每小时仅生产 121 块包埋载玻片，因此，组织学化验室的流程和布局改善后，总体的生产效率提升了 33%。

检查/维持

然后，医院化验室团队开会，制订维持计划。维持计划包括审核标准作业和召开每周会议，用以评审正在进行的改善项目以及化验室员工提出的快速改善方案。

精益设计总结

针对提高所有化验室流程的交付速度，精益设计具有一定的潜力。创建一个跨职能的改善团队，并对他们实施精益和精益方法论的相关培训，这对所有的设计工作，都十分重要。花费时间潜心于改善试点区域和用心思考改善提案，将有助于进一步消除流程中的浪费。

案例研究 2——运用 BASICS 改善 X 医院非核心参考化验室

精益用于提高流程的质量、安全性、效率，此外，面对高昂的建筑成本，实施精益能够节省数百万的建筑成本。

精益在化验室的更多专业中得到了应用，并且对骨髓、流式细胞分析、细胞学、组织学、免疫组织化学、微生物学、病理学、血清学、病毒学、寄生虫学、样本处理、组织配型、毒理学、细胞遗传学、分子和血库等专业化验室，进行了重新设计。鉴于患者可能十分焦虑于化验结果报告，业界也越来越强调尽快地将病理学和组织学的化验结果报告反馈给客户，由此，针对将精益设计运用到专业化验室，我们获得了积极的牵引力。当将某一区域从批量处理转型为流动时，我们使用 BASICS 予以解决问题。BASICS 代表基线、评估、建议解决方案、实施、检查和维持。

改善团队的任务是在 X 医院的所有非核心化验室功能区域，实施精益。

实施 BASICS 精益模型的工作计划

基线

●第 1 周和第 2 周，绘制所有区域的 VSM

●第 3 周和第 4 周覆盖 VSM，建立成组技术矩阵分析，并且识别非核心化验室邻接区域，制定基线测量指标

分析

●第 5 周制作所有区域的产品加工流分析（PFA）

●第 6 周、第 7 周、第 8 周、第 9 周实施工作流程分析和十次周期分析，实施试点地区的标准作业，完成每个区域的零件生产能力表（PPCS）和人员配置模型

建议解决方案

- 第 10 周、第 11 周各区域的工作站设计和布局

- 第 12 周主体布局

- 第 13 周实施计划

- 第 14 周和第 15 周评审新布局方案

实施

- 第 16 周、第 17 周和第 18 周实施非核心化验室区域

检查和维持

- 第 19 周制订维持计划

基线

我们通常在非核心化验室中发现：

- 第一步是绘制流程的价值流。在第一张图中，我们

发现停滞时间为 9.5 小时或者87%，处理时间为 1.43 小时或者13%。样本的移动超过 105 英尺的距离

- 操作员大量的步行和寻找

- 在布局内，甚至在区域内，非核心化验室通常包含孤岛布局。在某些情况下，这种孤岛布局或许是必要的，但通常，孤岛不利于流动的布局

- 员工的空闲时间，尤其是当员工被隐藏在视线之外时

- 大批量处理样本

- 处理大批量样本的设备

- 坐姿操作

- 大量样本在制品

- 化验交付时间长

- 处理样本的机器置于单独区域

- 杂乱、脏污、带抽屉的混乱区域、带门的储藏柜等，里面"藏"了很多耗材

● 人手过剩，每个人都很忙或者看起来很忙

实施基线的过程

我们首先绘制每个非核心区域的价值流图，然后为建筑师建议的现有布局和全新布局绘制点对点图（见图 12 非核心项目里程碑）。

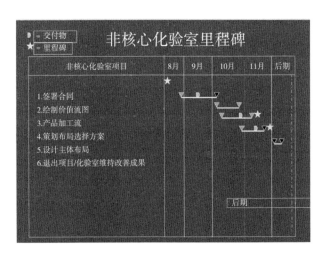

图 12　非核心化验室项目里程碑进度计划

我们使用精益项目状态矩阵，用以追踪我们的进度（参考表9）。

表9 项目管理中的项目跟踪案例

区域/部门/单元	流程责任人	全职员工人数	管理者人数	价值流现状图	价值流理想图	价值流未来图	测量指标基线	产品加工流	视频	全面操作分析或十次周期分析	缩短型时间(选项)	布局	至2012年的需求分析和化验室能力	零件生产能力表	试点(选项)	制定标准作业	在化验室实施
非核心化验室																	
组织学	芭芭拉	19	1														
细胞学准备	芭芭拉	14															
流式细胞分析	芭芭拉	1	1														
免疫组织化学	芭芭拉	1	1														
骨髓	芭芭拉	1	1														
转录	芭芭拉																
微生物学	帕特里克	12	1														
寄生虫学	帕特里克																
病毒学	帕特里克																
组织配型	帕特里克																
血库	帕特里克																
血清学	帕特里克																
核心化验室																	
化学化验单元	帕特里克																
血液学化验单元	帕特里克																
手动寄送化学样本	帕特里克	15															
静脉切开术	帕特里克																
接收样本	帕特里克																
外展化验室的客户服务	帕特里克																
行政管理/监督区域	帕特里克																

图例：已完成 / 实施中 / 未启动

现有布局（见图13）

现有非核心化验室布局由几个孤岛组成，并且批量处理样本。从人力资源的利用和空间利用的角度来看，这是非常低效的布局。我们采访了各个区域的主要利益相关方和化验室操作员，列出了现在存在的问题。稍后，我们将回到这个列表，用以确保我们与员工一起创建的全新布局，

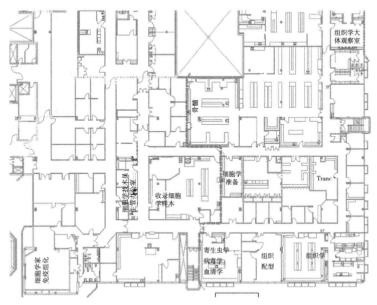

图13　非核心化验室现有布局——由几个孤岛组成，并且批量处理样本

尽可能多地解决问题。

我们绘制了每个区域的价值流，然后整合了一个宏观水平的 VSM（参考图 14, 15, 16）

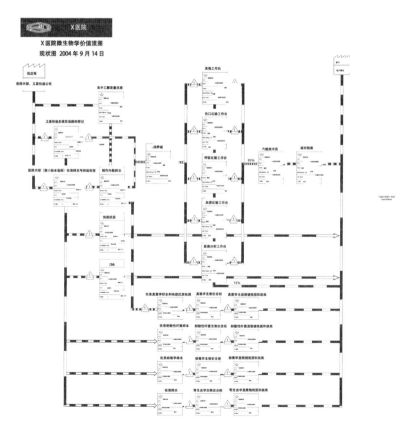

图 14 微生物学 VSM

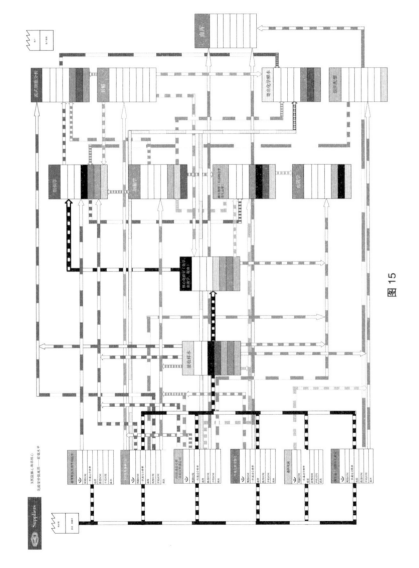

图 15

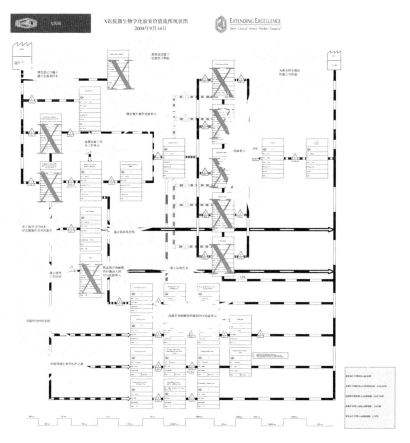

图 16 X 医院微生物化验室价值流图

非核心化验室邻接性的调查结果：

我们实施了一项调查，用以确定每个区域之间的邻接性。我们的发现如下：见图17——非核心化验室的邻接性：

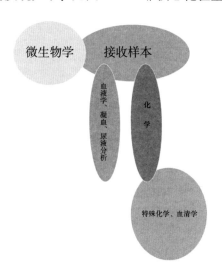

图17　非核心化验室邻接性——相互关系图

细胞学和组织学的收录样本区域的改善

●收录样本区域现在位于布局"A"组织大体观察室前面的中心位置

●收录样本区域面积更大（平方英尺），以适应非核心

化验室业务的快速增长

● 服务于非核心化验室的各自区域，收录样本区域实行集中管理；收录样本区域是关键部分。如果收录样本区域位于非核心化验室的中心位置，则所有区域都可以在"右侧"整体流程中聚集在一起，以供各种样本使用

组织大体观察室

● 需要评估空气系统

● 工作站设计不利于隐私

● 没有为病理学助理设计符合人因工程的工作站

● 组织大体观察室距离组织学化验室和细胞学化验室太远

组织学

● 必须位于靠近组织大体观察室的位置

● 三条组织学生产线的产量在 2012 年增长

- 利用现有组织学区域，实施细胞学、骨髓、流式细胞分析和免疫组织化学的化验
- 骨髓化验线位于靠近组织学化验室的位置，因为骨髓样本被送往组织学化验室进行切片

细胞学

- 由于化合物和处理工艺具有协同作用，细胞学化验室位于靠近组织学化验室的位置
- 所有载玻片都集中放在中心区域，以供病理学家使用
- 细胞学载玻片和组织学载玻片与病理学家的转录相结合

流式细胞分析

- 相似的染色工艺和载玻片制作工艺决定了在相同工作流程中，流式细胞分析与组织学是具有协同作用的两个化验部门

- 资源共享有助于这一全新化验领域的发展

- 减少贮存空间

骨髓

- 骨髓样本从骨髓化验室流向组织学化验室和组织大体观察室

- 染色流程使用类似的材料和工艺，相似于组织学和细胞学

- 骨髓生产线位于靠近组织学的位置，因为骨髓样本被送往组织学进行切片

免疫组织化学

- 顾名思义，免疫组织化学与组织学具有关联性，供给免疫组织化学的一切样本，都源于组织学

- 与其他区域一样，也具有类似的染色工艺和载玻片制备流程

分析

我们建立基线测量指标，绘制非核心化验室流程的价值流图，实施产品加工流和操作员全面作业分析，在某些情况下，针对装载、卸载、清洁和清洗设备和机器，实施换型分析。

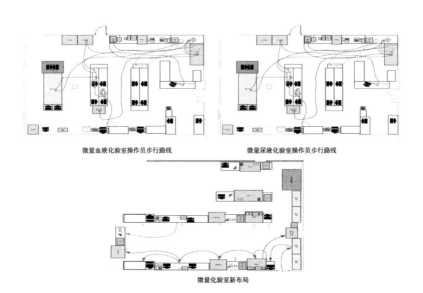

微量血液化验室操作员步行路线　　　　　微量尿液化验室操作员步行路线

微量化验室新布局

图 18　微量化验室改善前后布局

我们对非核心化验室的每个区域，实施产品加工流分析（PFA）和工作流程分析（WFA），并且绘制点对点图和意大利面图。

表 10 精益改善项目追踪案例

非核心化验室交付物（2004 年 10 月 20 日）								
	VSM 现状图	VSM 将来图	VSM 理想图	完成产品加工流	精益布局	改善之前建筑面积	改善之后建筑面积	成组技术
组织学	X	X	X	1	Yes	1855	880	不适用
细胞学	X	X	X	4	Yes	1700		不适用
血清学	X	X	？	4	Yes	766.5	493.8	不适用
微生物学	X	X	？	7	Yes	2076.4	2076	22-Oct
流式细胞分析	X	不适用	不适用	2	Yes	324	150	不适用
骨髓	X	不适用	不适用	1	Yes	90	54	不适用
组织配型	X	不适用	不适用	不适用	不适用	914	不适用	不适用
寄出化学样本	X	不适用	不适用	不适用	不适用	484	不适用	不适用
血库	不适用	不适用	不适用	不适用	不适用	1418	不适用	不适用
Master Layout	X			不适用	不适用			

建议解决方案：制定布局的设计方案

我们通过研究邻接性，来制定主体方框布局的设计方案。然后，我们分析研究每个区域的布局，基于第一版的市场需求预测，假设满足 50% 建筑面积增长要求，我们确定建筑面积。我们为每个区域/合并区域制定了理想状态布局的设计方案，然后根据各个区域间的邻接性，将各个区域理想状态的布局整合到一个主体布局。主体布局从一个方框图开始，然后进行了详细说明。关于组织学化验室/细胞学化验室理想状态的布局的详细信息，请参考图 19。我们分析需求，计算得出节拍时间。我们修改了相关布局方案和工作站的设计方案。

在组织学化验室中建立单件流组织学生产线，采用站姿作业和步行作业，应用于包埋、切片和染色，已被组织学化验室广泛接受。我们调整和选用了合适尺寸的设备，并且按正确的工艺顺序，将设备和流程安装、连接起来。我们为组织学生产线，设计了操作员的站姿作业和步行作

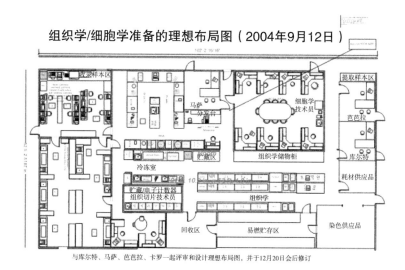

图 19　基于邻接性，合并组织学和细胞学的布局图

业。我们运用 5S 理念（参考图 20，5S 工作站设计示例），
对组织学化验室进行现场管理。组织学生产线的操作员使
用站姿和步行实施化验室作业。

我们采用与之前核心化验室区域相同的工作流程的思
想，设计布局：为各个区域之间提供正确的邻接性，方便
员工移动和设备的使用顺序，减少部门之间的运输，方便

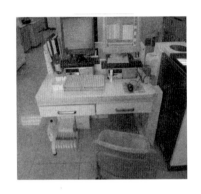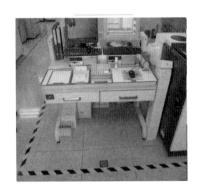

图20　5S 化验室改善案例

共享和使用通用供应品，减少库存和贮存。为了满足组织学化验的市场需求，我们调整了人员配置，设置了每日小时记录板，以启动组织学化验室的可视化控制。我们为组织学化验室的每个区域制定一份零件生产能力表（PPCS），用以确定每班次的正确人员配置和化验产量。

建筑全新化验室大楼（非化验室现场与化验室现场）的分析

以下是关于在非化验室现场，修建全新化验室大楼的一些问题：

- 运输样本的及时性可能会影响化验交付时间

- 与组织学、细胞学、化学和血液学共享的样本

- 重复服务——实施革兰氏染色、培养设置和快速化验的要求，以及重复劳动的额外成本

- 维护空间和工作站的紧凑性，在两个工作站之间，共享内部化验供应品和设备

- 流式细胞分析应该位于靠近非核心化验室的位置

尽管计划是将微生物学化验室搬迁到医院外面，但精益分析表明，通过提高现有化验室空间的利用率，我们可以使微生物学化验室不搬迁到全新的化验室大楼，而是保留在医院内。精益分析之后，改善团队提出了接下来的选择方案。

选择方案

根据建筑师的建议，改善团队的任务是确定我们是否需要一座全新的化验室大楼，以及全新的化验室大楼应该是一层还是两层。同时，改善团队自己也在寻求第三个选择方案，那就是看看我们是否能把化验室保留在医院的主楼内。

- 基线：最初的计划是建筑一座总计建筑面积 32000 平方英尺的全新化验室大楼，包含解剖病理学化验室和微生物学化验室，但不包含流式细胞分析化验室

- 方案 A（参考表 11）——是建筑一座全新化验室大楼
  - 运用精益，节省净面积（NSF）——设计解剖路径
  - 流式细胞分析搬迁到全新化验室大楼
  - 微生物学化验室不搬迁到全新的化验室大楼，而是保留在医院的主楼之内

表 11 基于建筑面积的要求——整体方案 A 的修订

描述	最初的计划A		方案A的修订		核区域划分节省的建筑面积/医院内部减少建筑面积	全新大楼减少建筑面积
	医院内部	全新大楼	医院内部	全新大楼		
总计核心化验室	13630	235	11589	235	2041	0
非核心化验室	250	9853	250	9853	0	0
总计核心化验室和非核心化验室	13880	10088	11839	10088	2041	0
行政管理	2,970.0	2,045.0	2,325.5	1,345.0	644.5	700
员工支持	2,155.0	965.0	1,033.1	965.0	1121.9	0
教育场所 [451（非核心化验室的部分）]	2,950.0	–	2,498.1	–	451.9	0
患者支持	310.0	180.0	310.0	180.0		0
化验室支持（市场部、安全玻璃、易燃贮存区）	7,585.0	570.0	4,541.7	570.0	3043.3	0
其他区域总计	15,970.0	3,760.0	10,708.4	3,060.0	5,261.6	700
卡尔斯伯格化验室总计（净面积）	29,850.0	13,848.0	22,547.4	13,148.0	7,302.6	700
患者支持于2005年佛罗里达附加建筑增加（净面积）	0	695	0	0		695
总计净面积	29,850.0	14,543.0	22,547.4	13,148.0	7,302.6	1,395.0
修订总计建筑面积	0	8,399.0	0	6,574.0	0	1,825.0
总计建筑面积	29,850.0	22,942.0	22,547.4	19,722.0	7,302.6	3,220.0

医院内部节省建筑面积，通过如下方法予以实现：

1. 将行政管理区域合并到工作区域；2. 保持办公室现有的空间大小；3. 压缩组织配型和输血服务对未来空间增长的要求

新大楼减少建筑面积，通过如下方法予以实现：

1. 减少病理学办公室的数量；2. 消除用于额外空间的附加建筑净面积 695 平方英尺，因此，减少总计建筑面积

- 方案 B——精益改善团队的目标

  · 整个化验室（核心化验室和非核心化验室）仍保

    留在医院的主楼内

  · 您是否考虑寻找更多的空间来使得所有化验室保

留在医院主楼内呢？

· 没有进一步的精益方案，针对所有化验室保留在
  医院的主楼之内的业务增长，使用现有的评估
  方案

· 需要大约总计建筑面积 45000 平方英尺（根据每
  座大楼和设计的更新情况进行估算）

· 化验室二楼大约建筑面积 26500 平方英尺

· 损失大约 3400 平方英尺——新建一座塔楼，其提
  供大约 23000 净平方英尺（NSF）

· 需要额外的内部净面积大约为 22000 平方英尺
  （如果没有进一步实施精益或者减少空间）

我们比较了方案 A（全新化验室大楼）与方案 B（化
验室保留在医院的主楼内）的分析方法（参考表 12）

● 化验室保留在医院的主楼内的挑战：

· 确定空间和可行性

· 分阶段 7×24 小时施工，在施工期间，限制活动空间会增加成本

· 通风问题——医院通风系统老化（可能需要在 5 年之内更换，而无须在化验室进行任何干预）

结果

精益改善活动显示，建议的化验室空间可以减少 40%，化验量增加一倍，节省 350 多万美元的建设成本（成本规避），他们可以将这些节省资本用于重新设计核心化验室及其他改造和翻修。改善团队想出了如何节省 31% 的化验室空间，其已经被包含在建筑师的原始图

表12

项目	最初计划A 基于当前卡尔斯鲁厄伯格新的净化验室净面积（平方英尺）	基于一卡尔斯伯格化验室分析—未来面积内部的净面积（平方英尺）	卡尔斯伯格化验室分析—未来面积全新大楼的净面积 加建或改建（平方英尺）	其具精益办公室的基线预测 已经建设的医院内部	其具精益办公室的基线预测 全新大楼	方案A 流式细胞分析部门全新化验室大楼、微生物学等保留在医院的主楼之内 已经建设的医院内部	方案A 全新大楼	方案B 所有化验室保留在医院的主楼之内 已经建设的医院内部	方案B 全新大楼
核心化验室区域（临床病理学）血液学、化学、包括血清学	7,842.3	8,359.6	—					3,419.3	
其他核心化验室（组织配型、血库、寄出、外周化验室的客户服务）	2,068.2	4,880.4	—	4,880.4		4,880.4			
核心行政管理的面积增加		580.0		580.0		580.0			
微生物学（减少血清学、增加高压灭菌器玻璃清洗）	2,154.5	630.0	4,100.0						
尿液清洁分析（临床病理学）	416.2	14,430.0	4,100.0						
总计核心化验室（临床病理学）	12,521.2	14,430.0		11,156.2	9,853.0	13,630.2	9,853.0	11,589.1	9,853.0
非核心化验室（解剖病理学）	4,474.2	250.0	8,290.0	250.0		250.0		250.0	1,500.0
截肢介护病区（地下室现在）	1,112.0		1,500.0		1,500.0		1,500.0		1,000.0
增加未来全新的冷库，用于制作组织切片	480.0		1,000.0		1,000.0		1,000.0		890.0
转录和工作间（未来净面积 - 平方英尺）			890.0		890.0		890.0		
总计非核心化验室（解剖病理学）	6,066.2	250.0	11,680.0	250.0	9,853.0	250.0	9,853.0	250.0	9,853.0
其他区域									
行政管理（病理学办公室、各种办公室、会议室）	2,445.5	2,970.0	2,045.0	2,970.0	2,045.0	2,970.0	2,045.0	2,325.5	1,345.0
员工支持	1,320.3	2,155.0	965.0	2,155.0	965.0	2,155.0	965.0	1,033.1	965.0
教育	1,773.9	2,950.0	180.0	2,950.0	180.0	2,950.0	180.0	2,498.1	180.0
总计核心化验室支持	202.8	310.0		310.0		310.0		310.0	
2003年化验室支持—市场部办公室340平方英尺，（精益部分）减少外部部部的10平方英尺，增加值的20平方英尺	3,249.5	7,585.0	1,075.0	7,585.0	3,760.0	7,585.0	3,760.0	4,541.7	3,060.0
2005年1月增加了地面建筑，减少外部部前的20平方英尺，用于员工支持和重点支持（提供学解析和购入）			695.0		695.0		695.0		180.0
融即卡尔斯伯格化验室其他区域总计	8,392.0	15,970.0	4,265.0	15,970.0	3,760.0	15,970.0	10,708.4	10,708.4	
总计全新化验室净面积（平方英尺）和已经建设的全新大楼	51,390.0			44,393.2		44,393.2		35,695.5	
化验室总计（平方英尺）	27,579.4	30,650.0	20,740.0	27,376.2	17,017.0	29,850.2	14,543.0	22,547.5	13,148.0
部门总计建筑面积和毛总计建筑面积（正确的）记录有述，增加了12,000，保留医院内容或采购自部门法则了12,000平方英尺，系数增加了12%（当个设计1组队）	30,650.0		12,000.0		10,210.0		8,399.0		6,574.0
医院完全新大楼净面积（平方英尺）	30,650.0		32,740.0	27,376.2	27,227.0	29,850.2	22,942.0	22,547.5	19,722.0
未来核心和非核心化验室以及其他区域，预测总计净面积（平方英尺）	63,390.0			54,603.2		52,792.2		42,269.5	

表13　方案B所有化验室保留在医院的主楼之内

非化验室视野截取			
未来客楼提升			40,113.2
			27,579.0
总计2楼可用净面积（平方英尺）的估计值			(1,112.0)
塔楼损失，需要化验室保留在医院之内，所需净面积（平方英尺）的估计值			(3,349.0)
塔楼损失，需要化验室保留在医院之内，所需净面积（平方英尺）的估计值			23,118.0
假设基于建筑师占地面积的增长预测和较有进一步减少空间作为前提			20,344.2
成本分析	#		16,995.2
改善当前非核心化验室空间的成本，每平方英尺多造价少于200美元 或者每净平方英尺造价137.5美元			
其他非核心化验室空间			
核心化验室运营管理增加空间			
流式细胞分析仪有管	$	4,880.4	671,055.00
非核心精益化验室空间（解剖购理学）	$	580.0	79,750.00
非核心增加空间减数内挤藏区	$	235.0	32,312.50
其他非核心化验室空间	$	6,463.0	888,662.50
改善和重新定位医院内部的剩余非核心化验室空间的成本 每平方英尺造价125美元	$	3,390.0	466,125.00
核心生物安全改造预测增加空间成本，每平方英尺尺造价少于200美元 或者每净平方英尺造价在62.5美元到137.5美元之间	$	16,395.0	2,049,375.00
改善化验室需计净面积（不包括核心化验室和微生物实验室） 每净平方英尺造价少于200美元	$	5,460.8	850,000.00
估计的分阶段施工成本，估计每个价格15,000美元，10个阶段确定，	$	2,709.0	541,800.00
估计总计建筑规和机电的成本，每平方英尺尺造价18.25平方米，	$	40,113.2	5,579,080.00
部门设计和电气的成本及设计建筑面积（正确的）下记录准送；增加了12,0000，使得医院内部剩余面积达到72,000平方英尺，系数相加了12%（每个设计团队）	$		150,000.00
改善和重新定位医院内部的化验室的预期运营成本	$	4,813.6	1,141,087.50
注意：以上基于设计，已选择的地方，分阶段施工最终设计方案以及相关变数以及数字都是相的，或者随着化验室的变化的可能性	$		6,870,167.50

注意：成本需要增加基建成本，用于除霜和防霉现有的走廊

优点
- 节省净面积——因为重复服务
- 病理学/病理学助理学员需要进入医院学习，在医院内部实施 骨髓化验、细针穿刺活检、尸体解剖、拍照和审核医院X光检查区域
- 临近放射部X光检查员或者整个化验室共用样本
- 不需要某些多技能操作员或者整个化验室共用样本

缺点
- 空间不足——需要为行政管理/支持部门，找到医院的额外空间
- 因为需要7×24小时的医师支持，分阶段施工十分困难
- 医疗管理局严于平乒医院的相关要求和评审：

- 供暖通风与空气调节
  —通风
  —电气
  —电话
分阶段和分段施工——增加管理成本和物流费用

其他
- 通风是长期关注的问题，需要确保持续存在的问题得到及时的纠正

纸内，同时使得化验室的现有产量翻倍（参考表14），这些改善成果还不包括缩短了化验交付时间的50%和节省了全职员工人数（FTE）的50%，如此，也被认为是更加高效的非核心化验室工作单元（参考表15）。

非核心化验室改善成果：

- 提升员工士气，消除部门内部追踪系统的需求

- 设立看板，用以改善化验室内外的供应链管理

- 缩短换型时间，缩短了机器的化验交付时间

- 调整人员配置水平，以满足需求

- 标准作业由接受过TWI（一线主管技能训练）正规训练和使用过TWI的员工制定，并且落实到位

- 水蜘蛛应该被视为有助于"运输"整个化验室的样本和供应品

- 生产力——伴随着时间的推移，收益高达50%

表14　精益设计节省分析的修订版

2005年1月25日

最初的	最初的全新大楼总计建筑面积为32,500平方英尺 savings to original proposal	最初的精益节省的净面积（平方英尺）	方案A内部有微生物的全新大楼，化验在全新大楼流动	针对最初的建议，最初的方案A节省的总计建筑面积美元
净面积	20,045	17,017	14,543	5,502
总计建筑面积	32,500	27,227	22,942	9,558
总计成本 每座建筑平方英尺造价359美元	$ 11,667,500.00	$ 9,774,493.00	$ 8,236,178.00	$ 3,431,322.00
总计成本 每座建筑平方英尺造价427.09美元	$ 13,880,425.00	$ 11,628,379.43	$ 9,798,298.78	$ 4,082,126.22

修订后节省的建筑面积	最初的全新大楼总计建筑面积为32,500平方英尺 savings to original proposal	最初的精益节省的净面积（平方英尺）	方案A内部有微生物的全新大楼，化验在全新大楼流动	修订的方案A内部有微生物的全新大楼，化验在全新大楼流动	针对最初的建议，最初的方案A节省的总计建筑面积美元
净面积	20,045	17,017	14,543	13,148	6,897
总计建筑面积	32,500	27,227	22,942	19,722	12,778
总计成本 每座建筑平方英尺造价359美元	$ 11,667,500.00	$ 9,774,493.00	$ 8,236,178.00	$ 7,080,198.00	$ 4,587,302.00
总计成本 每座建筑平方英尺造价427.09美元	$ 13,880,425.00	$ 11,628,379.43	$ 9,798,298.78	$ 8,423,068.98	$ 5,457,356.02

表15 基于当前化验室空间27,579平方英尺中，精益节省净面积约为54%
（即使当前化验室空间满足当前多种化验专业和需求，精益节省净面积约为54%，节省了14,927平方英尺）

化验室人工类别——一般设当前多种化验专业和需求	基线数据	精益预测	变化幅度/波动	基线预测变化的百分比	报名参加的化验室	基线预测变化的百分比	延伸目标	基线预测变化的百分比
非核心化验室净面积								
细胞学	14.00	11.00	3.00	21.4%		100.0%	8.00	42.9%
组织学	19.00	15.00	4.00	21.1%		100.0%	9.00	52.6%
免疫组织化学	1.00	1.00	0.00	0.0%		100.0%	1.00	0.0%
流式细胞分析/诊断	2.00	1.50	0.50	25.0%		100.0%	0.50	75.0%
微生物学	23.00	18.00	5.00	21.7%		100.0%	13.00	43.5%
所有区域施工资小计	59.00	46.50	12.50	21.2%	0.00	100.0%	31.50	46.6%
非核心化验室净面积	6.00	5.00	1.00	16.7%		100.0%	3.00	50.0%
概括核心化验室精益节省的净面积	65.00	51.50	13.50	20.8%		100.0%	34.50	46.9%

	当前的建筑师净面积	精益预测	未来的建筑师净面积	运用精益	报名参加的化验室	精益节省的	基线预测变化的百分比	节省的
非核心化验室净面积	4,474.2		8,615.0	6,463.0		2,152.0		25%
微生物学	2,154.5		4,100.0	2,709.0		1,391.0		34%
流式细胞室净面积总计	416.2		630.0	235.0		395.0		63%
非核心化验室净面积总计	7,044.9		13,345.0	9,407.0		3,938.0		30%
概括核心化验室精益节省的净面积	7,882.30		NA	5,460.80		2,421.50		31%

核心化验室当前卫生省的净面积
*不基于斯卡斯的精核化验室

- 步行距离——最多减少 75%

- 化验交付时间（周期时间和工作流程）——伴随着时间推移，缩短 70%~90%

- 标准作业和标准作业台设计——提高质量和人因工程（减少因疾病和员工赔偿保险索赔而造成的工作日欠勤）

- 5S 和可视化控制——提高质量，缩短周期时间

- 缩短换型时间——将各种项目的产能提高 10%~20%

- 库存管理等——减少库存 50%，腾出资金和空间，减少因零件丢失和保质期造成的浪费。

- 间接费用——减少员工加班时间的 30%

缩短周期时间——实施单元布局/单件流或者小批量生产

- 薄层宫颈刮片检查从大批量减少到 10

- 组织学和两种细胞学准备的试点单元，使用单件流

布局和站姿作业

- 消除手写内窥镜检查所用的标签

- 通过转录将 X 射线检查结果报告和肝脏的核心病史附在初步医疗方案之上

- 使用双倍磁共振成像（MRIs）表格，并发送至收费处，缩短处理的切换时间（TAT）

- 按照需求实施特殊染色和重新切片的请求（单件流），而非实施批量处理

- 购买全新的切片机，使得技术员载玻片的生产数量翻倍

- 细胞学化验室，改善后的凝胶法，缩短细胞块的交付时间

- 手术冷冻区域的接口盒式磁带机，减少了技术员的工作负荷

- 载玻片标签打印机已经被重新格式化，以便载玻片标签可以按需打印，而不是批量打印

工作日程安排/均衡化/平准化

● 为夜班抄写员和收录样本区域调整了工作时间，以便于单件工作流程

● 在夜班时，将病例分配给病理学家，并且调整了组织学化验室和特殊染色化验室的人员配置，实施 24 小时出勤覆盖，用以消除批量处理。

● 生产力——伴随着时间的推移，收益高达 50%

● 步行距离——最多减少 75%

● 化验交付时间（周期时间和工作流程）——伴随着时间推移，缩短 70%～90%

● 标准作业和标准作业台设计——提高质量和人因工程（减少因疾病和员工赔偿保险索赔而造成的工作日欠勤）

● 5S 和可视化控制——提高质量，缩短周期时间

● 缩短换型时间——提高化验室产能

● 库存管理等——减少库存 50%～90%，腾出资金和

空间，减少因零件丢失和保质期造成的浪费

● 间接费用——减少员工加班时间高达 30%

● 改善样本流程和样本共享的机制

● 组织学流程建立 3 条生产线（根据试点生产线的实施情况，3 条生产线超出了业务增长的需求）

● 流式细胞分析、骨髓、组织学、细胞学和免疫组织化学，在染色流程中，使用类似的材料和工艺

● 通过流式细胞分析共同定位骨髓，实现资源共享和减少贮存空间

● 基于宏观分析，获得了 2012 年的产能报告

eraging Lean in Medical Laboratories / by Charles Protzman; George Mayzell, MD; Joyce Kerpchar / ISBN：
3-1-4822-3447-3

pyright © 2015 by CRC Press.

horized translation from English language edition published by CRC Press, part of Taylor & Francis Group LLC；
l rights reserved；本书原版由 Taylor & Francis 出版集团旗下，CRC 出版公司出版，并经其授权翻译出
。版权所有，侵权必究。

.ople's Oriental Publishing & Media Co., Ltd. (Oriental Press) is authorized to publish and distribute exclusively
he Chinese (Simplified Characters) language edition. This edition is authorized for sale throughout Mainland of
China. No part of the publication may be reproduced or distributed by any means, or stored in a database or retrieval
system, without the prior written permission of the publisher. 本书中文简体翻译版授权由人民东方出版传媒有
限公司独家出版并在限在中国大陆地区销售。未经出版者书面许可，不得以任何方式复制或发行本书的
任何部分。

Copies of this book sold without a Taylor & Francis sticker on the cover are unauthorized and illegal. 本书封面贴有
Taylor & Francis 公司防伪标签，无标签者不得销售。